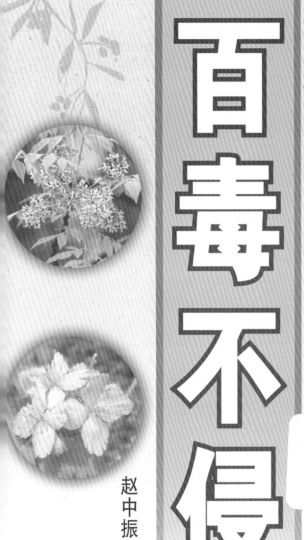

百毒不侵

【本草精华系列丛书】

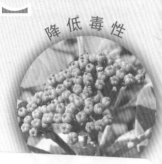

了解药性

降低毒性

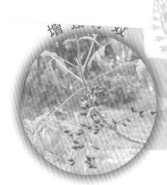

增强药效

赵中振　梁之桃　主编

中国中医药出版社

·北京·

图书在版编目（CIP）数据

百毒不侵 / 赵中振，梁之桃主编 .—北京：中国中医药出版社，
2019.6

（本草精华系列丛书）

ISBN 978-7-5132-5029-0

Ⅰ.①百… Ⅱ.①赵… ②梁… Ⅲ.①中草药—基本知识
Ⅳ.① R28

中国版本图书馆 CIP 数据核字（2018）第 121043 号

中国中医药出版社出版

北京市朝阳区北三环东路 28 号易亨大厦 16 层

邮政编码 100013

传真 010-64405750

赵县文教彩印厂印刷

各地新华书店经销

开本 880×1230 1/32 印张 6.5 字数 141 千字

2019 年 6 月第 1 版 2019 年 6 月第 1 次印刷

书号 ISBN 978 - 7 - 5132 - 5029 - 0

定价 49.00 元

网址 www.cptcm.com

社长热线 010-64405720

购书热线 010-89535836

维权打假 010-64405753

微信服务号 zgzyycbs

微商城网址 https：//kdt.im/LIdUGr

官方微博 http：//e.weibo.com/cptcm

天猫旗舰店网址 https：//zgzyycbs.tmall.com

如有印装质量问题请与本社出版部联系（010-64405510）

《百毒不侵》编委会

主　　编　赵中振　梁之桃

编　　委　洪雪榕　黄　冉　易　玲　郭　平

摄影作者　陈虎彪　邬家林　冼建春　杨根锚

　　　　　杨新杰　卢　元　周梦佳

众所周知，用药的原则首先应是保证安全，其次才是疗效。一直以来，中药"涉毒"风波不断，公众对中药的认识也出现了两个极端：一种观点认为中药完全无毒副作用，可以包治百病；另一种则全然排斥，认为中药方剂多为验方，没有任何科学依据，而且远没有西药见效快。毋庸讳言，两种观点都有失偏颇，无论中药还是西药，理性地认识都是安全使用的前提。

中药是相对西药而言，指在中医药理论指导下，用于预防、治疗疾病并具有康复与保健作用的物质，主要源于天然产物。历代本草书籍中，中药常以"药""毒"或"毒药"称谓，并常在每一味药的记述下，标明其"有毒""无毒"，作为药物的特性之一。古代药物毒性的含义较广，既是药物的总称，又是药物的偏性，也是药物毒副作用大小的标志。现代毒性的概念一般系指药物对机体所产生的不良影响及损害性。因此，认识中药的毒性，既要基于中医药理论，也要借助现代科学研究手段阐明毒性成分以及毒性产生的机理。

本书由总论、各论两部分组成。总论包括历史沿革、毒性的含义、毒性的分级、常见有毒中药的化学成分与临床表现、中药中毒原因的分析和毒性中药管理，并提出解决中药毒性问题的办法。各论分植物药、动物药、矿物药论述，并介绍安全用药百科知识，不仅收录了每味药物毒性研究的最新进展，还贴近百姓日常关注的问题，解答疑问。本书丰富翔实的内容，兼备宏观、具体到实际应用，必将普及中药的毒性知识，树立公众安全用药的意识。

中药毒性具有其独特之处，只有正确对待才能保证安全、有效地使用。谨此，希望本书的出版能提高读者对中药毒性的认识，从而科学、正确地使用中药。

编写说明

1. 本书共收录 76 味常见毒性中药，选录名单参考《中国药典》（2015 年版），结合文献查阅后确定。

2. 本书的编排按药物来源顺序，即植物药（63 味）、动物药（8 味）、矿物药（5 味）。

3. 每味中药收载的主要内容有

（1）药材名称

包括药材中文名、药材中文拼音名、药材拉丁名。

（2）来源

包括动、植物的科名、学名及药用部位。对《中国药典》（2015 年版）收录的多来源中药材，在正文项下选用代表品种，其他来源品种在附注中加以说明。

（3）性味功效

记述药材的性味和主要功效。主要参照《中国药典》（2015 年版）和《中华本草》的记述。

（4）历史沿革

主要收录历代本草所载有关毒性的原文，引文前均标记出处，并按原文献的成书年代排序，以此反映出古人对该味药物毒性认识发展的历史脉络。

（5）毒性研究

主要指出毒性成分、毒性和其机理、提取物或其主要毒性成分的半数致死量 (LD_{50})。

（6）使用禁忌

主要指出妊娠禁忌、配伍禁忌和中西药物相互作用。

（7）附注

对药物是否为规管品种、炮制减毒、用法用量等方面加以说明。

4. 每篇的"安全百科"介绍中药毒性、不良反应、用药注意事项等安全性相关的知识和概念，以增加本书的实用性。

5. 图片

（1）本书收录的所有药材照片，均取自经实验鉴定的原药材及饮片。拍照实物均保存于香港浸会大学中国银行（香港）中药标本中心。

（2）本书所收录的原植物彩色照片为本书摄影作者的作品。

6. 本书附有主要参考文献、药材中文拼音索引、药材拉丁名索引。

7. 本书所用的计量单位均为法定计量单位，以国际通用单位符号表示，如长度单位以 cm（厘米）、mm（毫米）表示。

〔目　录〕

总论

从香港中药中毒事件所想到的

一、缘由

2010年5月10日，香港卫生防护中心公布一宗乌头碱中毒个案，患者是一名36岁女子，因月经紊乱，到仁济医院的中医诊所求医，中医处方用了黄芪、丹参、羌活、藁本、川牛膝、何首乌、郁金、甘草、五味子、珍珠母、琥珀、紫石英、槟榔、黄柏、合欢皮共15种药材，方中并无乌头类药材，但病人煎煮服食后2小时，即出现口腔及四肢麻痹、晕眩及晕厥等较为典型的乌头碱中毒症状，收入深切治疗部，并从血液中检出乌头碱。

卫生署闻讯立即出动，组织有中药专家在内的专业人员，连夜巡查。香港医院管理局也立即启动了药物应急回收机制。由于药渣已被病人丢弃，已无从查证。在查过病人尚未煎煮的药包后，又从仁济医院的中医门诊药房中检查该处方中的15种药材，发现藁本饮片中有疑似乌头类药材的碎片，取样经政府化验所检测证实含有乌头碱。此后，再从使用同一批号藁本的其他中医诊所和批发商抽查的多件样本中，又检出疑似乌头类药材的碎片，若干件样品含有乌头碱。5月12日又发现2例服用内有同批藁本而产生较轻微的乌头碱中毒的病人，从而确认为此次事件是由于中药藁本中混入了乌头类药材，造成的乌头碱中毒。

在过去10年，我接触香港新闻媒体采访最多的内容，就是中药安全性相关的问题。单就乌头碱类生物碱中毒，过去 6 年共有 62 宗中毒个案发生，其中 41 宗显性乌头碱中毒，是处方中含有乌头类药材，但因剂量过大、未按规定使用炮制品、煎煮程式出错等原因，导致中毒；另 21 宗是隐性乌头碱中毒，即是处方中没有乌头类药材，但因"抓错药"、药材混淆等原因，导致病人在不知情下服食中毒。隐性乌头碱中毒更具危险性，由于病人原本已有健康问题，在不知情下中毒，严重的会危及生命。

香港除乌头碱中毒的事件以外，其他中药中毒事件，近年来也常常发生，例如：

洋金花事件：1999 年，荃湾一间中药房错误将凌霄花与洋金花混合，售予一名妇人煲成凉茶，8 人饮用后中毒不适。2003 年，有市民饮用"五花茶"不适，残留的药渣中亦检出洋金花。究其原因，两种花类药材外形相近，配药员缺乏专业知识，以致混淆。

罂粟壳事件：2000 年，湾仔一间中药房把罂粟壳当作碧桃干出售。事件中买药的市民没有服用有关中药，而有关中药房则解释是代理商来货时称该药是碧桃干。中药房的药师有责任检验药材的真伪，不能全把责任推给代理商。

保宁丹事件：2001 年，一名女子报称曾服食由元朗天水围一名中医师自行配制的一种中草药丸"保宁丹"，导致铅中毒。流行病学调查和化学分析证实，从该名中医师处检获的药丸重金属铅的含量超标。

马兜铃酸事件：2003 年，有病人服用细辛发生马兜铃酸中毒事件，导致肾功能衰竭。究其原因，是将本该只用根及根茎的细辛用成全草。经实验检测，细辛的地上部分确含马兜铃酸，2005 年版《中国药典》已予以更正。

2004 年，有病人长期自行服用含有名为"白英"的中药，出现肾衰竭的症状，并患有尿道癌病。经鉴定，该病人服用的是含马兜铃酸的寻骨风，批发商误将其当作白英出售。

马勃事件：2005 年，香港某间大学附属诊所发生了中药生虫变质问题，收到消费者投诉服用了变质的马勃，产生身体不适，卫生署专门开会处理。作为专家证人，我参加了裁判断案。我清楚地记得，被告是药房的管理职员，因缺乏专业知识，越辩越黑，竟然讲出马勃是马粪变化而来的荒诞之言。

蟾酥事件：2007 年，一男子在内地求医，得处方治疗食道癌，回港后发现处方中的蟾皮遍寻不获，误信药行东主，将蟾酥替代蟾皮，一字之差，闹出人命案。

马钱子事件：2007 年，一名女子根据书本上的药方自行配药，服用后出现中毒症状。据了解，该名女子配药的分量是书本上所列出分量的一倍。2008 年，有病人由于没有遵从中医师指示，擅自更改用药剂量，导致服用过量中毒。

断肠草事件：2009 年，一市民在用五指毛桃煲汤时发生钩吻碱中毒。为查找原因，笔者曾到五指毛桃在粤北的栽培地实地考察，发现五指毛桃生长地周围伴生有茂盛的断肠草（即钩吻），怀疑采挖五指毛桃根时混入了断肠草根。

保济丸事件：2010 年，李众胜堂生产的"保济丸轻便装"被验出含有可致癌西药"酚酞"，及处方减肥药物"西布曲明"成分。该厂家未获 GMP 认证，在生产过程中受到污染，而且没有及时通报。

二、中药的毒性

（一）历史沿革

历代本草书籍中，常在每一味药物的性味之下，标明其"有毒""无毒"。"有毒无毒"是中药性能的重要标志之一，从中亦可见，中药的毒性一直受到医药学家的重视。

中国对中药毒性的初步认识，来源于古代劳动人民在寻找食物过程中对药物的发现和认识，并在生活和医疗实践中，逐渐积累并流传后世。如先秦的《山海经》记载了120余种药物，其中提到，莽草可以毒鱼，无条可以毒鼠，芨可以毒鱼等。《五十二病方》是中国发现最早的一部医书，其中就有"毒乌喙"病名和"毒堇、雄黄、乌喙、雷矢、半夏、藜芦"等有毒草药的记载。

古代对药物认识的初级阶段是"毒"与"药"不分，故而混称"毒药"。如医圣张仲景论述："药，谓草、木、虫、鱼、禽、兽之类，以能治病，皆谓之毒……大凡可避邪安正者，均可称之为毒药。"

中国现存本草文献中关于毒性理论的记载，最早见于《神农本草经》："药有酸、咸、甘、苦、辛五味，又有寒、热、温、凉四气，及有毒无毒。"《神农本草经》收载了365味药物，"上药一百二十种，为君，主养命以应天，无毒，多服、久服不伤人，欲轻身益气、不老延年者，本上经""中药一百二十种，为臣，主

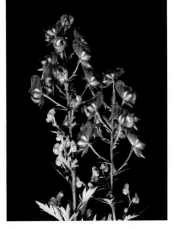

乌头 *Aconitum carmichaelii* Debx.

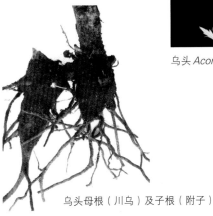

乌头母根（川乌）及子根（附子）

养性以应人，无毒、有毒，斟酌其宜，欲遏病补虚羸者，本中经""下药一百二十五种，为佐使，主治病以应地，多毒，不可久服。欲除寒热邪气、破积聚愈疾者，本下经"。魏晋之后，医药学者对药物毒性有了进一步认识。如在具体药物项下标注毒性的文字记载始见于《吴普本草》，书中对大黄的记载有"神农、雷公：苦，有毒；扁鹊：苦，无毒"；人参的记载有"岐伯、黄帝：甘，无毒；扁鹊：有毒"。此后，历代本草著作在各药物下一般都有"有毒"或"无毒"的标注，或"大毒""有毒""小毒"或"微毒"的标注。

（二）毒性的含义

古人最初将防治疾病的所有中药称之为"毒药"。如《周礼·天官》："医师掌医之政令，聚毒药以供医事。"《黄帝内经》："当今之世，必齐毒药攻其中。"《医学问答》中也称："夫药本毒物，故神农辨百草谓之尝毒，药之治病，无非以毒拔毒，以毒攻毒。"

"毒"即指药物的偏性。如《内经》云："能毒者，以厚药；不胜毒者，以薄药。"《景岳全书·本草正》附子条论也有进一步论述："本草所云某有毒，某无毒，余则甚不然之，而不知无药无毒也。热者有热毒，寒者有寒毒，若用之不当，凡能病人者，无非毒也。即如家常茶饭，本皆养人之正味，其或过用误用，亦能毒人，而况以偏味偏性之药乎？但毒有大小，用有权宜，此不可不查耳。"

"毒"即药物的不良反应。如《神农本草经》中即明确指出："药物有大毒，不可入口、鼻、耳、目者，即杀人，一曰钩吻，二曰鸱。"隋·巢元方《诸病源候论·卷二十六·解诸药毒候》："凡药云有毒及大毒者，皆能变乱，于人为害，亦能杀人。"

现代中医药学理论认为，毒性是药物对机体所产生的严重不良影响及损害，是用以反映药物安全性的一种性能。

普遍认为毒药是指毒性及药理作用强、安全范围小（治疗量与中毒量或致死量接近）、应用不当甚至正常用法用量情况下容易发生毒性反应的中药。现代中药毒性完整的概念也应包括急性毒性、亚急性毒性、慢性毒性和特殊毒性（如致癌、致突变、致畸胎、成瘾）等。

上述可见，传统中药之毒是在中医理论指导下，在长期临床应用观察和经验积累的医疗实践基础上发展而来的，具有经验性、整体性、抽象性特点。现代中药毒性概念则以化学及动物实验为基础，与生理、生化、病理等现代医学相结合，具有直观性和具体性特点。

（三）毒性的分级

《素问·五常政大论》"大毒治病，十去其六；常毒治病，十去其七；小毒治病，十去其八；无毒治病，十去其九"，这是根据毒性大小，将药物分为大毒、常毒、小毒与无毒4类。陶弘景的《本草经集注》则将毒性药物分为大毒、有毒、小毒3级。陈藏器的《本草纲目拾遗》将药物毒性又分为大毒、有毒、小毒、微毒4级；《本草纲目》《证类本草》也是沿袭《本草纲目拾遗》的毒性4级分法。现代《中药大辞典》将中药毒性分为剧毒、大毒、有毒、小毒、微毒5级，为最详细的中药毒性分级法。此外，《中国药典》采用大毒、有毒、小毒的分类方法，多为遵古沿用。

对于传统的3级毒性含义，后世医家一般认为："大毒"中药，使用剂量很小即可引起中毒，中毒症状发生快而且严重，易造成死亡；"有毒"中药，使用剂量较大才引起中毒，中毒症状虽发生较慢，但比较严重，可能造成死亡；"小毒"中药，在治疗剂量的情况下不容易发生中毒，只有超大剂量或蓄积到一定程度才会发生中毒，中毒症状轻微，不易造成死亡。但上述认识尚缺乏客观定量的标准。

现代对毒性分级的依据主要有2种：半数致死量

（LD$_{50}$）分级法和多指标分级法。

LD$_{50}$ 分级法：现代中药毒性分级主要根据已知的定量毒理学研究资料进行评定，以 LD$_{50}$ 为依据。凡动物口服生药煎剂 LD$_{50}$ < 5g/kg 为大毒；5 ~ 15g/kg 为有毒；16 ~ 50g/kg 为小毒；> 50g/kg 为无毒。

多指标分级法：根据中毒后临床表现程度、已知的定量毒理学研究资料、中药有效量与中毒量之间的范围大小、中毒的潜伏期长短等多指标进行分级等（见下表）。

项目	大毒	有毒	小毒
中毒症状	十分严重	严重	一般副反应
脏器损害	重要脏器	重要脏器	少见脏器损害
用量较大时	死亡	死亡	不易死亡
LD$_{50}$	<5g/kg	5 ~ 15g/kg	16 ~ 50g/kg
有效量与中毒量距离	十分接近	较远	很远
成人一次服用中毒量	<3g	3 ~ 12g	13 ~ 30g
中毒潜伏期	<10 分钟	10 ~ 30 分钟	>30 分钟

2015 年版《中国药典》（一部）收载的有毒中药按其毒性大小，分为有大毒、有毒、有小毒 3 个层次，共计 83 种。其中，大毒 10 种、有毒 42 种、小毒 31 种。大毒 10 种：川乌、马钱子、马钱子粉、天仙子、巴豆、巴豆霜、红粉、闹羊花、草乌、斑蝥；有毒 42 种：三颗针、干漆、土荆皮、山豆根、千金子、千金子霜、制川乌、天南星、制

天南星、木鳖子、甘遂、仙茅、白附子、白果、白屈菜、半夏、朱砂、华山参、全蝎、芫花、苍耳子、两头尖、附子、苦楝皮、金钱白花蛇、京大戟、制草乌、牵牛子、轻粉、香加皮、洋金花、臭灵丹草、狼毒、常山、商陆、硫黄、雄黄、蓖麻子、蜈蚣、罂粟壳、蕲蛇、蟾酥；小毒31种：丁公藤、九里香、土鳖虫、大皂角、飞扬草、川楝子、小叶莲、水蛭、艾叶、北豆根、地枫皮、红大戟、两面针、吴茱萸、苦木、苦杏仁、金铁锁、草乌叶、南鹤虱、鸦胆子、重楼、急性子、蛇床子、猪牙皂、绵马贯众、绵马贯众炭、紫萁贯众、蒺藜、榼藤子、鹤虱、翼首草。

（四）常见有毒中药的化学成分与临床表现

常见有毒中药的化学成分有生物碱、有机酸、强心苷、氰苷、毒蛋白等，作用于人体不同的系统或器官组织如神经系统、心血管系统、呼吸系统、消化道等等，而引起不同的症状。

（1）生物碱类：主要包括吡咯里西啶生物碱、乌头碱、番木鳖碱、莨菪碱、东莨菪碱、阿托品等。

吡咯里西啶生物碱：吡咯里西啶生物碱 (pyrrolizidine alkaloids, PAs) 是一类分布广泛的植物性毒素，大多具有肝毒性，故又称肝毒吡咯里西啶生物碱。PAs 的毒性来自其在体内 (主要是肝脏) 的代谢产物——代谢吡咯 (metabolic pyrroles)，后者具很强的亲电性，能迅速地同有关的酶、蛋白、DNA 及 RNA 结合，引起各种毒性反应，如大量暴露时可导致急性中毒，其典型特征为肝小静脉阻塞性疾病 (HVOD)，或称肝窦阻塞综合征 (SOS)，而长期少量摄入 PAs 则造成慢性毒性，表现为肝巨细胞症和肝纤维化。一些 PAs 也具有致癌和致突变作用，如千里光宁碱 (senecionine)、千里光非灵 (seneciphylline) 和克氏千里光碱 (senkirkine)。含有吡咯里西啶生物碱的中药有千里光、紫草、款冬花、佩兰、野马追、紫草、一点红等。

乌头碱：毒理作用表现为神经系统和心脏毒性，作用于中枢神经系统和周围神经，特别是迷走神经和感觉神经先兴奋，后抑制，并能直接作用于心脏，产生异常兴奋。含乌头碱的中药有川乌、草乌、附子、雪上一枝蒿、金牛七、铁棒锤等。

番木鳖碱：毒性极强，成人内服 5 ～ 10mg（折合生药 0.8 ～ 1.2g）即出现中毒症状，中毒引起脊髓、延髓中枢神经系统反射性兴奋，发生肌肉强直性痉挛，呼吸肌痉挛、麻痹，甚至直接作用于心肌，使心跳骤停。含番木鳖碱的中药有马钱子。

莨菪碱、东莨菪碱、阿托品：毒性作用是阻断节后神经能神经所支配的效应器上的 M– 胆碱样受体 (muscarinic receptor)，对中枢神经系统是先兴奋后抑制，对周围神经则为抑制交感神经，致死原因是因中枢缺氧，脑水肿而压迫脑干，使呼吸中枢抑制或麻痹，呼吸和心脏衰竭。含莨菪碱、东莨菪碱、阿托品的中药有洋金花、天仙子、颠茄等。

（2）有机酸类：主要包括马兜铃酸和银杏酸。

马兜铃酸：含马兜铃酸中药慢性中毒特征为慢性蓄积性中毒，其靶器官首先累及肾脏；慢性马兜铃酸肾脏病理变化特征主要为寡细胞性慢性间质纤维化。含马兜铃酸的中药有马兜铃、天仙藤、细辛、青木香、广防己、关木通等。

银杏酸：口服后致胃肠刺激症状，吸收后作用于神经系统，先起兴奋作用后起抑制作用，并可引起神经障碍。中毒症状包括发热、头晕、恶心呕吐、腹泻、腹痛、烦躁不安、恐惧、强直、惊厥等。含银杏酸的中药有白果、银杏叶。

（3）强心苷：其毒性作用于心脏和中枢神经系统，主要表现为心律失常和中枢神经系统症状，其特点是小剂量具有强心作用，较大剂量或长时间应用则可致心脏中毒以至停搏。含强心苷的中药有北五加皮、洋地黄、夹竹桃、罗布麻、福寿草、羊角拗、万年青等。

（4）氰苷：氰苷进入人体后经水解产生氢氰酸，作用于细胞内代谢酶系统，引起组织缺氧，并损害中枢神经系统。含氰苷的中药有苦杏仁、桃仁、枇杷仁、郁李仁、火麻仁等。

（5）毒蛋白：其毒理作用对胃肠黏膜具有强烈刺激和腐蚀作用，能引起广泛性内脏出血，症状表现为剧烈吐泻、呕血、血尿。含毒蛋白的中药有巴豆、苍耳子、蓖麻子、相思豆、望江南子、天花粉等。

此外还有蒽醌类成分，主要是肝毒性，并有一定的蓄积性，表现为肝功能指标异常。含蒽醌类的中药有何首乌、大黄、芦荟、虎杖等。

（五）中药中毒原因的分析

综合分析过去多年的文献报道，中药中毒的主要原因有以下五个方面：一是用药剂量过大，如砒霜、胆矾、斑蝥、蟾酥、马钱子、附子、乌头等毒性较大的药物，用量过大，或时间过长可导致中毒；二是药材来源混淆或误用，如误以华山参、商陆代人参，独角莲代天麻使用；三是炮制不当或未经炮制，如使用未经炮制的生附子、生乌头；四是毒性药物使用不当，如乌头、附子中毒，多因煎煮时间太短，或服后受寒、进食生冷；五是配伍不当，中药存在配伍禁忌，即某些药物合用会产生剧烈的毒副作用或降低和破坏药效，传统上配伍禁忌遵循"十八反""十九畏"。其中"十八反"："本草明言十八反，半蒌贝蔹及攻乌，藻戟遂芫俱战草，诸参辛芍叛藜芦。"即：乌头反贝母、瓜蒌、半夏、白及、白蔹；甘草反甘遂、大戟、海藻、芫花；藜芦反人参、丹参、玄参、沙参、细辛、芍药。而"十九畏"歌诀首见于明朝刘纯《医经小学》:"硫黄原是火中精,朴硝一见便相争,水银莫与砒霜见,狼毒最怕密陀僧,巴豆性烈最为上,偏与牵牛不顺情,丁香莫与郁金见,牙硝难合京三棱,川乌、草乌不顺犀,人参最怕五灵脂,官桂善能调冷气,若逢石脂便相欺,大凡修合看顺逆,炮爁炙煿莫相依。"指出共19个相畏的药物:硫黄畏朴硝,水银畏砒霜,狼毒畏密陀僧。巴豆畏牵牛,丁香畏郁金,川乌、草乌畏犀角,牙硝畏三棱,官桂畏赤石脂,人参畏五灵脂。此外,还有药不对证、自行服药及个体差异也是引起中毒的原因。

(六)毒性中药的管理

1988年11月15日国务院以第23号令发布《医疗用毒性药品管理办法》,对生产、经营和使用毒性药品中均做了详细和严格的规定。为此,卫生部规定了毒性药品管理品种,涉及中药品种有28种(见下表)。

砒石 (红砒、白砒)	砒霜	水银	生马钱子
生川乌	生草乌	生白附子	生附子
生半夏	生南星	生巴豆	斑蝥
青娘虫	红娘虫	生甘遂	生狼毒
生藤黄	生千金子	生天仙子	闹羊花
雪上一枝蒿	红升丹	白降丹	蟾酥
洋金花	红粉	轻粉	雄黄

香港《中医药条例》规定了32种毒性中药材(见下表),指明5种中药材,即:凌霄花、制川乌、制草乌、威灵仙及龙胆,因有毒或易与有毒药物相混淆,属于进出口时须申报的中药材。

砒石	砒霜	水银	生马钱子
生川乌	生草乌	生白附子 （禹白附、关白附）	生附子
生半夏	生天南星	生巴豆	斑蝥
青娘虫	红娘虫	生甘遂	生狼毒
生藤黄	生千金子	生天仙子	闹羊花
雪上一枝蒿	红升丹	白降丹	蟾酥
洋金花	红粉	轻粉	雄黄
山豆根	朱砂	雌黄	鬼臼 （桃儿七、八角莲）

三、解决中药毒性问题的办法

中药来自于天然，其质量受到品种、产地、采收、加工、贮藏等方面的影响，品质控制环节很多。中药又是一种特殊商品，在商品社会中，难免有不法之徒利欲熏心，以假乱真，给中药品质控制带来了很大干扰。

当年李时珍编纂《本草纲目》的初衷，便是澄清中药应用中的混乱。曾有村民找到李时珍，告知吃了十来剂江湖郎中开的药，仍然不见效。李时珍看过药方，并将药渣仔细验过，发现很多是假药。神医辨药渣的事情，传遍全村，人们纷纷赶来，请李时珍辨验。因为人太多，一时看不过来，李时珍便让大家将药渣倒在路边，逐个查看，同时教大家辨认。此后，晒药渣的习俗便开始流行开来。

谈及假药、劣药，古今中外均有之。对此人们深恶痛绝。在讲究因果报应的佛教界，有一种说法是恶人死后会下地狱。在十八层地狱里，第十层便是"灌药地狱"，用来惩治制造假药者。可谓以其人之道还治其人之身。

只有健全管理制度、加强检验技术，才能有效防止中药中毒事件的发生。下面六点建议，以作亡羊补牢之用。

治标更要治本 应从产地采收、加工、饮片炮制、处方配剂、成药制造等方面，层层把关，建立和健全 GAP、GMP、GSP 等中药材、中成药的生产和销售质量管理规范。

完善监督和管理 应建立法定的中药检测中心，严格执行《中国药典》等有关标准，对毒性中药进行有效管理。

专业人员把关 无论在香港还是在内地，中医药的正规高等教育已经培养了一批批中药专才。政府有关部门应当建立和加强中药师注册制度，在各中医诊所、药店等售卖中药的场所，配备合格的注册中药师把关。

提高在职人员的素质 有人讲，药材切片破碎后很难认得出。香港乌头碱中毒事件的"侦破"，就是由一名经验丰富的中药专家凭借肉眼发现，然后做化学分析确认的。职业继续教育是一个长期的、不能间断的终身事业。

充分发挥中医药学会的作用 学会虽是民间组织，但政府有关部门应当积极推动和支持学会的活动。有了繁盛活跃的学术气氛，才会有人才辈出和学术繁荣的良好局面。

2004 年，由香港中药联商会主持，委托笔者和李应生先生主编的《香港容易混淆中药》，旨在正本清源。该书于 2005 年出版，此后的一系列相关学术讲座和展览会等推广活动，使得香港市场的中药混淆品种数量大为减少。2007 年，该书英文版的发行对中药的标准化与国际化也起到了积极的推动作用。加强政府、学界、业界、消费者以及海内外的通力合作，以减少和杜绝假药事件，使患者安心用药，让中药真正走向世界。

各论

植物药　动物药　矿物药

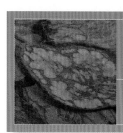

丁公藤

Dinggongteng
ERYCIBES CAULIS

【来源】

旋花科植物丁公藤 *Erycibe obtusifolia* Benth. 或光叶丁公藤 *E. schmidtii* Craib 的干燥藤茎。

【性味功效】

辛，温；祛风除湿，消肿止痛。

【历史沿革】

宋《开宝本草》曾记载了一种南藤："南藤，味辛、温，无毒，主风血，补衰老，起阳，强腰脚，除痹、变白，除冷气，排风邪，亦煮汁，亦浸酒，冬日用之，生依南树，茎如马鞭，有节，紫褐气，一名丁公藤，在南山山谷。"但据考证，此南藤为胡椒属植物。

【毒性研究】

包公藤甲素 (baogongteng A) 苯甲酸盐小鼠腹腔给药的 LD_{50} 为 $8.85 \pm 1.2g/kg$。丁公藤注射液的有效成分——东莨菪内酯在家兔体内的吸收、分布、代谢过程中个体差异较大。丁公藤总成分的毒性效应在小鼠体内的消除很慢，消除半衰期长，与血浆蛋白结合率低，提示具有一定的蓄积毒性。

【使用禁忌】

本品有强烈的发汗作用，虚弱者慎用；孕妇禁用。

【附注】

　　丁公藤为 2015 年版《中国药典》收载的有小毒品种。规定使用剂量为 3 ~ 6g，用于配制酒剂，内服或外搽。

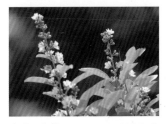
光叶丁公藤 *Erycibe.schmidtii* Craib

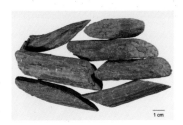
丁公藤药材

安全百科

什么是中药 ADR?

ADR：Adverse Drug Reaction 药物不良反应。

世界卫生组织（WHO）定义："正常剂量的药品用于人体，以预防、诊断、治疗人类疾病或调节人体生理功能时，所出现的有害及与药用目的无关的反应。"它包括：副反应、毒性反应、后遗效应、停药反应、变态反应、药物依赖性和特异质反应等。

卫生部、国家食品药品监督管理局规定："合格药品在正常用法用量下出现的与用药目的无关的或意外的有害反应。"

中药的不良反应即指，合格中药在正常用法用量下出现的一些与预防、治疗、保健或美容等目的无关的不适反应，甚或出现对身体的损害性反应。

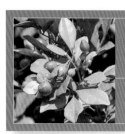

九里香

Jiulixiang

MURRAYAE FOLIUM ET CACUMEN

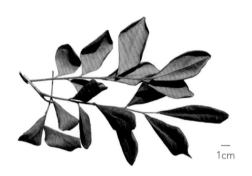

1cm

九里香（来源为九里香）

【来源】

芸香科植物九里香 *Murraya exotica* L. 和千里香 *Murraya paniculata* (L.) Jack. 的干燥叶和带叶嫩枝。

【性味功效】

辛、微苦，温；行气止痛，活血散瘀。

【历史沿革】

本品始载于《岭南采药录》，并没有记载其毒性。

【毒性研究】

九里香的毒性作用主要是抗生育，其作用的物质基础是蛋白多糖。九里香抗生育作用的药用部位以皮效果最好，叶、根、茎、枝次之，木质部较差。九里香皮煎剂的 LD_{50} 为 14.14g/kg，而剂量为 0.8325g/kg 抗早孕率即达 80% 以上。

【使用禁忌】

孕妇忌用。

【附注】

九里香为 2015 年版《中国药典》收载的有小毒品种。规定使用剂量为 6 ~ 12g。

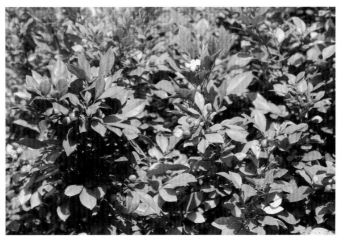

九里香 *Murraya exotica* L.

安全百科

什么是中药副作用?

副作用指在正常用法和用量的情况下,伴随治疗作用的同时,可能会出现的与防治无关的药理作用,使人体发生不适的反应。有副作用的中药不宜统称为"有毒中药"。例:大黄有副作用,但是归为无毒药物;柏子仁用于养心安神时,其润肠通便的作用就成为副作用。

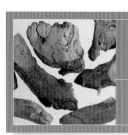

三颗针

Sankezhen
BERBERIDIS RADIX

【来源】

小檗科植物拟獴猪刺 *Berberis soulieana* Schneid.、小黄连刺 *Berberis wilsonae* Hemsl.、细叶小檗 *Berberis poiretii* Schneid. 或匙叶小檗 *Berberis vernae* Schneid. 等同属数种植物的干燥根。

【性味功效】

苦、寒；清热燥湿，泻火解毒。

【历史沿革】

三颗针收载于《分类草药性》，未见其毒性记载。

【毒性研究】

毒性成分为生物碱，主要为小檗碱、小檗胺和小檗红碱。其中毒症状表现为恶心、呕吐、腹泻等胃肠道反应和轻度的肾脏炎症。

急性毒性试验证实，在灌胃给予大鼠 3g/kg 体重的小檗碱后，大鼠未见死亡；盐酸小檗碱小鼠灌胃的 LD_{50} 为 763.5 mg/kg；静脉注射小檗碱的 LD_{50} 剂量为 9.0386mg/kg；腹腔注射小檗碱的 LD_{50} 剂量为 57.6103mg/kg。小檗红碱小鼠灌胃的 LD_{50} 为 154.02 mg/kg，具有显著的肾脏毒性。约含 80% 小檗胺的欧洲小檗根皮提取物小鼠腹腔注射的 LD_{50} 为 72.5mg/kg，小鼠口服注射的 LD_{50} 为 520mg/kg。

【使用禁忌】

G6PD（葡萄糖 –6– 磷酸脱氢酶）缺乏者禁用。

【附注】

　　三颗针为 2015 年版《中国药典》收载的有毒品种。规定使用剂量为 9 ～ 15g。1978 年，新加坡政府以小檗碱可以引起 G6PD（葡萄糖 –6– 磷酸脱氢酶）缺乏者的红细胞严重破坏，并导致黄疸脑损伤为由，宣布黄连或川连作为毒物管制，全面禁止中医使用，但从 2016 年 4 月 1 日起，重新允许销售和进口含小檗碱成分的中药材。

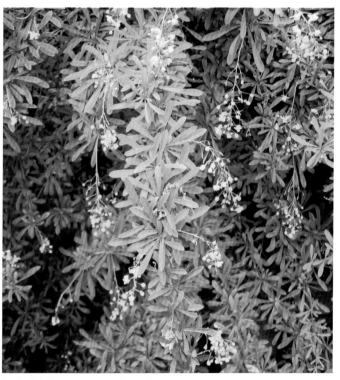

细叶小檗 *Berberis poiretii* Schneid.

中药 ADR 如何分型?

世界卫生组织 (WHO) 的分型:A/B/C 三型

——根据不良反应的临床表现与药理作用的关系分型

A 型:药理作用所致,与剂量有关,可预测、发生率高,包括过度作用、副作用、毒性作用、首剂效应、继发反应、停药综合征等;如:麻黄用于平喘时,会使心率增加,引起心悸、心律失常、血压升高、头晕;番泻叶引起肠道菌群失调,过度腹泻等。

B 型:非常规药理反应,反应发生与药量无关,但反应强度与药量相关,反应发生与异常体质、代谢、添加剂、煎煮生成新化合物等有关,发生率低,但后果严重、死亡率高;如:中药注射剂引起的过敏反应,曾报道的有鱼腥草注射液、双黄连注射液等。

C 型:非特异性不良反应,多在长期用药后出现,机制不详,如致癌、致畸、致突变等。

新分型:分 A/B/C/D/E/F/G/H/U 型。

——以作用机制为基础的分型

即扩大反映 (A),微生物反应 (B),化学反应 (C),给药反应 (D),撤药反应 (E),家族性反应 (F),基因毒性反应 (G),过敏反应 (H),机制不明反应 (U)。

——综合分型,也称立体分型法(D_0TS 法)

即指药物不良反应与药物多方面有相关性,分别为剂量关系(D_0)、时间关系(T)、患者易感性(S)。

地枫皮

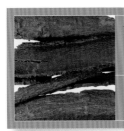

Difengpi
ILLICII CORTEX

【来源】

木兰科植物地枫皮 *Illicium difengpi* K.I.B. et K.L.M. 的干燥树皮。

【性味功效】

微辛、涩，温；祛风除湿，行气止痛。

【历史沿革】

始载于《药物出产辨》。本草著作有关其毒性的记载较少。

【毒性研究】

地枫皮的毒性成分主要是挥发油，其中主要成分为黄樟醚，具有致癌作用。

选取 NIH 小白鼠 50 只，体重 18 ~ 22 克，随机分 5 组，每组 10 只，雌雄各半，相邻高低剂量之比为 1：0.8。动物在给药前禁食 12 小时，不禁水，按 40mL/kg 体重，灌胃地枫皮水提样品，给药 1 次，给药后观察 7 天。按简化几率单位法计算 LD_{50}，测得 LD_{50} 按生药量计算为 75.71 ± 7.08g/kg，具有一定的毒性。

【使用禁忌】

不宜大量服用。

【附注】

地枫皮为 2015 年版《中国药典》收载的有小毒品种，规定地枫皮使用剂量为 6 ~ 9g。

安全百科

花都可以吃吗?

香港人喜欢饮用"五花茶",有清肝热、去心火的功效,通常由金银花、菊花、槐花、木棉花、鸡蛋花组成,有时也会根据功效的需要增改为款冬花、玫瑰花、辛夷花。

但并非所有的花都"观之可亲、食之可口",香港卫生署与香港医药管理局常收到花类药材的中毒事件报告。下列花类药材在应用时需给予关注:

1. 闹羊花与凌霄花

闹羊花,来源于杜鹃花科植物羊踯躅 *Rhododendron molle* G. Don 的干燥花。

凌霄花,来源于紫葳科植物凌霄花 *Campsis grandiflora* (Thunb.) K . Schum. 的干燥花。

注:闹羊花含有棱木毒素(andromedotoxin),会损害心脏、神经系统、消化系统。凌霄花本无毒,但外观与闹羊花相似,所以常引起闹羊花混淆凌霄花的意外发生。

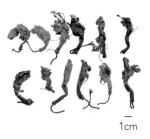
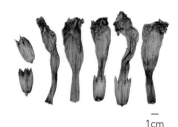

1cm　　　　　　　　　　　　　　　　1cm

闹羊花　　　　　　　　　　凌霄花

2. 洋金花与长春花

洋金花,来源于茄科植物白花曼陀罗 *Datura metel* L . 的干燥花。

长春花，来源于夹竹桃科植物长春花 *Catharanthus roseus* (linn.) G. Don 的干燥花。

注：洋金花含有东莨菪碱 (Scopolamine)，会阻断副交感神经，兴奋中枢神经系统，同时刺激消化系统，对部分患者还会引起青光眼；长春花含多种生物碱，其中长春碱可致不同程度的白细胞下降，对神经系统的损害导致感觉及运动障碍，刺激胃肠道，并能抑制骨髓的造血功能。

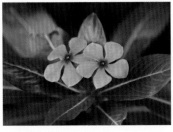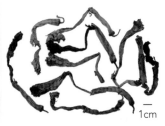

长春花　　　　　　　　　　洋金花

3.红花与番红花

红花，来源于菊科植物红花 *Carthamus tinctorius* L. 的干燥花。

西红花，来源于鸢尾科植物番红花 *Crocus sativus* L. 柱头。

注：红花可明显刺激胃肠道，所含红花苷对神经系统会先兴奋，后抑制，可致呼吸、循环系统衰竭。西红花的毒性比红花更强，明显刺激胃肠道；收缩平滑肌，对已孕子宫尤为敏感，可致流产；增加支气管脆性，可导致痉挛、出血等症。

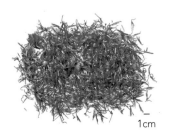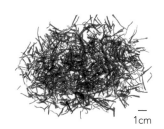

红花　　　　　　　　　　西红花

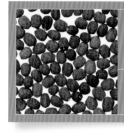

千金子

Qianjinzi
EUPHORBIAE SEMEN

【来源】

大戟科植物续随子 *Euphorbia lathyris* L. 的干燥成熟种子。

【性味功效】

辛，温；泻下逐水，破血消癥；外用疗癣蚀疣。

【历史沿革】

《本草图经》：有毒损人，不可过多。《本草蒙荃》：不可过服，防毒损人。《本草汇》：元气虚弱，脾虚便滑者，服之必死。

【毒性研究】

脂肪油为千金子泻下的主要成分。二萜类千金子素 L_5 和千金子素 L_6 为千金子中有毒和有刺激性的成分。千金子临床可见的不良反应有头晕、恶心、呕吐、心悸、冷汗自出、面色苍白等，严重者则出现血压下降、大汗淋漓、四肢厥冷、呼吸浅粗、脉微欲绝等危重症。

小鼠口服千金子乙酸乙酯、石油醚、水提取物的 LD_{50} 分别为 160.23g/kg、90.8g/kg、912.0 g/kg；口服千金子挥发油的最大耐受量为 266.8 g/kg。

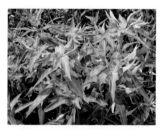

续随子 *Euphorbia lathyris* L.

【使用禁忌】

孕妇禁用。

【附注】

　　生千金子为卫生部规定的毒性药品管理品种，亦是香港《中医药条例》附表 1 规定的毒性中药材。千金子为 2015 年版《中国药典》收载的有毒品种，规定使用剂量为 1 ～ 2g，去壳，去油用，多入丸散服。外用适量，捣烂敷患处。

安全百科

什么是药源性疾病？

药源性疾病，亦称为药物诱发性疾病 (drug-induced disease)。

指在疾病的诊治或预防过程中，由药物诱发而出现的人体某个或几个组织器官功能性改变或器质性损害，并且有临床症状。如果引起疾病的原因是中药，则为中药药源性疾病。

包括各类药物引致的病症，如心律失常、肺纤维化、暴发型肝炎、肾病综合征或肾功能衰竭、皮炎、再生障碍性贫血、消化道出血和癌肿等，但一般不包括药物极量所引起的急性中毒。

既往报道的部分中药药源性疾病：雷公藤、黄药子易引起肝损害；乌头碱类中药、蟾蜍对心脏的毒性较大；雷公藤口服中毒多伴有多器官损害；中药注射剂易引起过敏反应等，均属此列。

避免药源性疾病的方法

- 充分重视药物作用的两重性：药物不单纯是治疗的一种手段，也可能是一种致病的因素；用药过程中要严密观察药物反应，以便及时调整剂量或更换治疗药物。
- 做到合理用药。
- 加强药品生产与使用过程的监督。

土荆皮

Tujingpi
PSEUDOLARICIS CORTEX

【来源】

松科植物金钱松 *Pseudolarix amabilis* (Nelson) Rehd. 的干燥根皮或近根树皮。

【性味功效】

辛，温；杀虫，疗癣，止痒。

【历史沿革】

始载于《本草纲目拾遗》。《药材资料汇编》记载：辛温有毒。

【毒性研究】

毒性成分为土荆皮甲酸和土荆皮乙酸。其毒理作用主要是抗早孕。用土荆皮乙酸的羧甲基纤维素钠给大鼠、家兔及狗灌胃给药，可产生明显的抗早孕作用，其有效剂量分别是 5mg/kg、40mg/kg 和 1mg/kg。

给小鼠静脉或腹腔给药土荆皮乙酸，其 LD_{50} 分别是 423 mg/kg 和 316mg/kg。小鼠静脉给药后出现痉挛、头颈部强直，5min 左右痉挛缓解，呈无力迟缓状态，出现张口呼吸等中毒症状。给大鼠灌胃给药，其 LD_{50} 是 130mg/kg，出现腹泻、厌食等中毒症状。

【使用禁忌】

孕妇禁用。

【附注】

　　土荆皮为 2015 年版《中国药典》收载的有毒品种，主要是外用，适量药材醋或酒浸涂擦，或研末调涂患处。

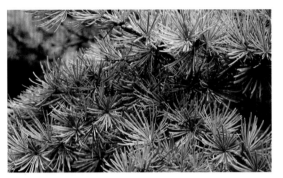

金钱松 *Pseudolarix amabilis* (Nelson) Rehd.

安全百科

中药配伍对毒性的影响

　　中药学的"七情"：单行、相须、相使、相畏、相杀、相恶、相反七种药物配伍关系，其中相畏、相杀、相恶、相反与中药的毒性较为密切相关：

　　相畏：一种药物的毒性反应或副作用，能被另一种药物减轻或消除。如生半夏、生南星畏生姜，因其毒性能被生姜减轻。

　　相杀：一种药物能减轻或消除另一种药物的毒性或副作用。如生姜杀半夏、南星。

　　相恶：即两药合用，一种药物能使另一种药物原有功效降低，甚至丧失。如人参恶莱菔子，因莱菔子能削弱人参的补气作用。

　　相反：即两种药物合用，能产生或增强药物的毒性反应或副作用。如"十八反""十九畏"中的若干药。

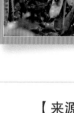

大皂角

Dazaojiao
GLEDITSIAE SINENSIS FRUCTUS

【来源】

豆科植物皂荚 *Gleditsia sinensis* Lam. 的干燥成熟果实。

【性味功效】

辛、咸，温；祛痰开窍，散结消肿。

【历史沿革】

始载于《神农本草经》，列为下品。《名医别录》：有小毒。《药性论》：破坚癥，腹中痛，能堕胎。

【毒性研究】

毒性成分为其所含的皂苷，其中单萜的引入能极大地增加皂苷的毒性；在具有单萜结构的前提下，半乳糖的引入也能增加皂苷的毒性。其毒理作用主要是刺激胃肠道，轻者产生呕吐、腹泻，重者腐蚀胃黏膜，引起溶血，麻痹中枢神经系统，引起内窒息及肾功能障碍而死亡。大皂角水煎液给小鼠灌胃的 LD_{50} 是（18.70 ± 1.95）g/kg。大皂角乙醇提取物给小鼠口服的 LD_{50} 是 2.21 g/kg。

【使用禁忌】

胃肠黏膜病变患者禁用。孕妇及咯血、吐血患者忌服。

【附注】

大皂角为 2015 年版《中国药典》收载的有小毒品种，规定使用剂量为 1 ～ 1.5g，多入丸散用。外用适量，研末吹鼻取嚏或研末调敷患处。

什么是中药的"十八反""十九畏"？

"反"：相杀；"畏"：相畏。

十八反歌诀

本草明言十八反，

半蒌贝蔹及攻乌，

藻戟遂芫俱战草，

诸参辛芍叛藜芦。

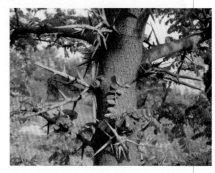

皂荚 *Gleditsia sinensis* Lam.

注解：乌头反贝母、瓜蒌、半夏、白蔹、白及；甘草反海藻、大戟、甘遂、芫花；藜芦反人参、沙参、丹参、玄参、细辛、芍药。

十九畏歌诀

硫黄原是火中精，朴硝一见便相争。

水银莫与砒霜见，狼毒最怕密陀僧。

巴豆性烈最为上，偏与牵牛不顺情。

丁香莫与郁金见，牙硝难合京三棱。

川乌草乌不顺犀，人参最怕五灵脂。

官桂善能调冷气，若逢石脂便相欺。

大凡修合看顺逆，炮爁炙煿莫相依。

注解：硫黄畏朴硝，水银畏砒霜，狼毒畏密陀僧，巴豆畏牵牛，丁香畏郁金，川乌、草乌畏犀角，牙硝畏三棱，官桂畏赤石脂，人参畏五灵脂。

植物药

31

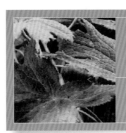

小叶莲

Xiaoyelian
SINOPODOPHYLLI FRUCTUS

【来源】

小檗科植物桃儿七 *Sinopodophyllum hexandrum* (Royle) Ying 的干燥成熟果实。

【性味功效】

甘，平；调经活血。

【历史沿革】

始载于《月王药诊》，未见其毒性记载。

【毒性研究】

小叶莲的毒性成分主要是木脂素类化合物，包括鬼臼毒素和 4'− 去甲鬼臼毒素。该类化合物内服可刺激小肠，大量服用可出现血便，或导致严重衰竭性虚脱，注射给药对中枢神经系统有强烈作用，可抑制呼吸中枢，导致死亡。

小叶莲水煎液小鼠灌胃的 LD_{50} 为 0.9098g/mL。鬼臼毒素小鼠口服 LD_{50} 为 90mg/kg，腹腔注射的 LD_{50} 为 30 ~ 35mg/kg。

【使用禁忌】

孕妇禁用。

【附注】

小叶莲为 2015 年版《中国药典》收载的有小毒品种，规定使用剂量为 3 ~ 9g，多入丸散服。桃儿七的根也作药用，是香港《中医药条例》附表 1 规定的毒性中药材，鬼臼毒素和 4'− 去甲鬼臼毒素的含量要高于小叶莲。

"反药"能一起用吗?

十八反、十九畏对安全用药有很好的提示作用,但违反十八反、十九畏的特殊用药之良方,自古就有,关键是要遵医嘱,因人而异,对症用药。例如:

汉代:张仲景的《金匮要略·痰饮篇》之"甘遂半夏汤"(甘遂、半夏、芍药、甘草、蜜),甘遂和甘草同用;《金匮要略·腹满寒疝宿食病篇》之"赤丸"(茯苓、细辛、乌头、半夏),乌头与半夏同用。

唐代:孙思邈的《千金要方》卷七之"风缓汤",乌头与半夏同用,"大八风散",乌头与白蔹同用;卷十"茯苓丸",大戟与甘草同用;卷十八"大五饮丸"既有人参、苦参与藜芦同用,又有甘遂、大戟、芫花与甘草同用,皆其例也。

宋代:官方颁布推行的《太平惠民和剂局方》,其"润体丸""乌犀丸"二方皆川乌与半夏同用。

金代:李东垣的《东垣试效方》中"散肿溃坚汤",海藻与甘草同用。

元代:朱丹溪《脉因证治》中"莲心散",芫花与甘草同用。

明代:吴崐《医方考》卷一"通顶散",人参、细辛与藜芦同用。

清代:余听鸿《外证医案汇编·瘰疬门》中亦有用海藻甘草者。

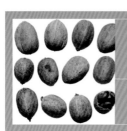

巴豆

Badou

CROTONIS FRUCTUS

【来源】

大戟科植物巴豆
Croton tiglium L. 的干燥
成熟果实。

【性味功效】

辛，热；峻下冷积，
逐水退肿，豁痰利咽；外
用蚀疮。

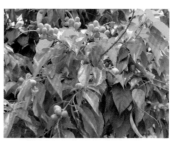

巴豆 *Croton tiglium* L.

【历史沿革】

始载于《神农本草经》，列为下品。《吴普本草》：神
农、岐伯、桐君：辛，有毒；黄帝：甘，有毒。《名医别
录》：生温，熟寒，有大毒。《汤液本草》：有大毒。《本草
纲目》：有毒……徐之才云：畏大黄、黄连、芦笋、菰笋、
藜芦、酱、豉、冷水……恶蘘草，与牵牛相反；丹溪云：
巴豆去胃中寒积。无寒积者勿用。《本草汇》：大毒……不
去膜则伤胃，不去心则作呕……试以少许沾之肌肤，须臾
即发出泡，况肠胃柔脆之质？无论下后耗损真阴，即脏腑
被其熏灼，能无溃烂之患耶？《本草再新》：巴豆油能大泻。

【毒性研究】

巴豆的毒性成分主要是巴豆油和巴豆毒素。巴豆油在
碱性肠液中析出巴豆酸，对胃肠道黏膜具有强烈的刺激和
腐蚀作用，引起恶心、呕吐与腹痛腹泻，重则发生出血性

胃肠炎。人服巴豆油 20 滴（约 1g）可致死，巴豆 8 ~ 10 粒给狗灌胃也可致死。巴豆油有弱致癌性，并能增强某些致癌物质的致癌作用。巴豆霜亦有致癌、致突变作用。

巴豆毒素家兔皮下注射的 LD_{50} 为 50 ~ 80 mg/kg，巴豆油酸大鼠口服的 LD_{50} 为 1 g/kg，豚鼠皮下注射的 LD_{50} 为 600 mg/kg。

【使用禁忌】

孕妇禁用；不宜与牵牛子同用。

【附注】

巴豆为 2015 年版《中国药典》收载的有大毒品种，规定使用剂量为 0.1 ~ 0.3g，多入丸散用。外用适量。

安全百科

药物剂量与安全性有什么关系？

药物的剂量主要包括：

- 常用量：指临床常用的有效剂量范围，既可获得良好疗效而又较安全的用量。一般大于最小有效量，小于极量。

- 极量：指药物治疗应用的剂量上限，即安全用药的极限，超过极量就有发生中毒的危险。一般作用强烈、毒性较大的药物有极量规定，使用时不得超过极量。

- 中毒量：产生了中毒症状时的药物剂量。

- 最小中毒量：产生了中毒症状的最小剂量。一般可用于比较药物应用中的安全性。剂量越大，安全性越高。

- 安全范围：药物可以安全使用的计量范围。一般以药物产生疗效的最小有效量至最小中毒量间的距离表示。这段距离越宽，药物的安全范围就大，反之就小。计算方法：（ LD_1/ED_{99} ）×100%，数值越大，表示安全范围越大。

- 治疗指数：药物有效应用的计量范围。

计算方法：（ LD_5/ED_{95} ）×100%，数值越大，表示药物应用中越安全。

植物药

35

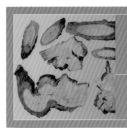

山豆根

Shandougen
SOPHORAE TONKINENSIS RADIX ET RHIZOMA

【来源】

豆科植物越南槐 *Sophora tonkinensis* Gagnep. 的干燥根和根茎。

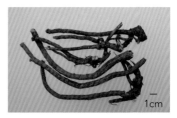

山豆根

【性味功效】

苦，寒；清热解毒，消肿利咽。

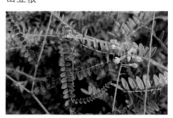

越南槐 *Sophora tonkinensis* Gagnep.

【历史沿革】

始载于《开宝本草》。《证类本草》：味甘，寒，无毒。《本草品汇精要》：味苦，性寒泄。《本草纲目》：甘，寒，无毒。《雷公炮制药性解》：味甘，性寒无毒。《本草新编》：味苦，气寒，无毒。《本草求真》：专入心，大苦，大寒。《本草述钩元》：味苦甘，气寒。《药性赋》：味甘，寒，无毒。

《神农本草经疏》：病人虚寒者，勿服。《本草新编》：故治实火之邪则可，治虚火之邪则不可也。倘虚火而误用之，为害非浅也。《本草逢原》：总赖苦寒以散之，但脾胃虚寒作泻者禁用。《本草求真》：但脾胃虚寒作泻者禁用。《本草述钩元》：如无郁热于中者，亦须慎之矣。

山豆根有毒的记载始见于《中国药典》1985年版。《简明中草药学》《毒性本草》《实用有毒中药临床手册》均记载：苦，寒，有毒。

【毒性研究】

毒性成分为生物碱，包括苦参碱、氧化苦参碱、金雀花碱、N-甲基金雀花碱、臭豆碱、槐醇、槐氨、槐果碱、氧化槐果碱等20多种，其毒性主要表现为胃肠道反应、神经毒性、肝毒性，此外还有心血管毒性及过敏反应，但是以胃肠道反应、肝毒性为主，神经毒性为最。

苦参碱小鼠腹腔注射的LD_{50}为150mg/kg，家兔腹腔注射的LD_{50}为150mg/kg；氧化苦参碱小鼠静脉内给药的LD_{50}为150mg/kg，小鼠腹腔内注射的LD_{50}为750mg/kg，小鼠肌肉注射的LD_{50}为256.74±57.36mg/kg。山豆根不同组分按急性毒性大小依次是总生物碱提取物、水提组分、全组分、醇提组分。

【使用禁忌】

脾胃虚寒者慎用。

【附注】

山豆根为2015年版《中国药典》收载的有毒品种，规定使用剂量为3～6g。山豆根不良反应主要与其使用剂量有关。临床不良反应报道中，山豆根饮片在10g及以上即容易产生毒性反应。

安全百科

哪些属于保健品禁用中药？

保健食品禁用物品名单，共59种：八角莲、八里麻、千金子、土青木香、山莨菪、川乌、广防己、马桑叶、马钱子、六角莲、天仙子、巴豆、水银、长春花、甘遂、生天南星、生半夏、生白附子、生狼毒、白降丹、石蒜、关木通、农吉利、夹竹桃、朱砂、罂粟壳、红升丹、红豆杉、红茴香、红粉、羊角拗、羊踯躅、丽江山慈菇、京大戟、昆明山海棠、河豚、闹羊花、青娘虫、鱼藤、洋地黄、洋金花、牵牛子、砒石（白砒、红砒、砒霜）、草乌、香加皮、骆驼蓬、鬼臼、莽草、铁棒槌、铃兰、雪上一枝蒿、黄花夹竹桃、斑蝥、硫黄、雄黄、雷公藤、颠茄、藜芦、蟾酥。

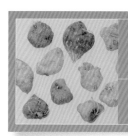

山慈菇

【来源】

兰科植物杜鹃兰 *Cremastra appendiculata* (D. Don) Makino、独蒜兰 *Pleione bulbocodioides* (Franch.) Rolfe 或云南独蒜兰 *Pleione yunnanensis* Rolfe 的干燥假鳞茎。前者习称"毛慈菇"，后二者习称"冰球子"。

【性味功效】

甘、微辛，凉；清热解毒，化痰散结。

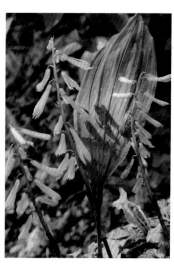

杜鹃兰 *Cremastra appendiculata* (D. Don) Makino

【历史沿革】

始载于《本草纲目拾遗》：有小毒。《本草求真》：微毒……但性寒凉，不可过服。《本草害利》：寒凉之品，不得过服。

【毒性研究】

山慈菇的毒性主要是由于与百合科的丽江山慈菇和老鸦瓣混淆引起的，后两者含有秋水仙碱。

【使用禁忌】

体质寒凉者慎用。

【附注】

药典规定使用剂量为 3 ~ 9g，外用适量。

安全百科

如何预防中药注射剂的不良反应？

中药注射剂的不良反应类型有：中毒和过敏。在应用中需注意：

1. 辨证施治

区分中药的"功能主治"与西药的"药理作用"；

不简单地按药品说明盲目用药；

不滥用中药注射剂，注射剂一般适合于急、重症疾病以及其他不宜口服给药的病症的治疗。

2. 注意用药方法

严格区分各种给药途径，凡能口服的避免肌肉注射，能肌肉注射的避免静脉用药；

静脉滴注时需严格控制滴注速度，通常为 60 滴 / 分。

3. 严格掌握剂量

遵循说明书的加液稀释要求，超出规定的用药浓度则易出现不良反应；

应严格按照说明书用药，避免超量应用；

疗程结束时应及时停药。

4. 注意特殊人群

尽量避免给特殊人群使用，如老年人、体弱者、儿童或肝肾功能不全的患者，以及有相关药物过敏史的患者。另外，即使非同类药物，但有过敏史的患者的药物变态反应发生率比一般人高 4 ~ 10 倍。

川楝子

Chuanlianzi
TOOSENDAN FRUCTUS

【来源】

楝科植物川楝 *Melia toosendan* Sieb. et Zucc. 的干燥成熟果实。

【性味功效】

苦，寒；疏肝泄热，行气止痛，杀虫。

【历史沿革】

始载于《神农本草经》，列为下品。关于毒性的记载首见于《名医别录》：有小毒。《新修本草》：此物（指楝实）有两种，有雄有雌。雄者根赤，无子，有毒，服之多使人吐不能止，时有至死者。雌者根白，有子，微毒，用当取雌者。《本草必用》：脾胃虚者大忌。

【毒性研究】

川楝子的毒性主要是肝损伤。实验研究显示，大鼠连续灌胃给予川楝子后，可对肝脏、肾脏及造血系统产生毒性，且随着剂量增加，毒性增强。毒性成分为川楝素，该化合物也是川楝子中的主要活性成分。此外川楝素具有明显的生殖毒性。

小鼠腹腔注射、皮下注射、静脉注射和口服川楝素的 LD_{50} 分别为 13.8mg/kg、14.3mg/kg、14.6mg/kg 和 244.2mg/kg。大鼠灌胃给药和皮下注射川楝素的 LD_{50} 分别为 120.67mg/kg 和 9.8mg/kg。

【使用禁忌】

孕妇禁用。肝功能不全者慎用。

【附注】

川楝子为2015年版《中国药典》收载的有小毒品种，规定使用剂量为5～10g。外用适量，研末调涂。由于川楝素具有体内积蓄性，不宜大量服用和长期服用。

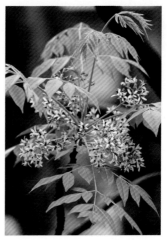

川楝 *Melia toosendan* Sieb. et Zucc.

安全百科

什么是中药外源性有害物质？

中药外源性有害物质 (exogenous harmful substances) 主要来自中药材的栽培或养殖、采收加工、包装、运输和贮藏等环节，包括以下物质：

- 农药类有害物质；

- 重金属类有害物质；

- 黄曲霉毒素；

- 其他外来杂质（如硫黄等）。

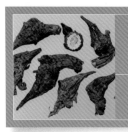

川 乌

Chuanwu
ACONITI RADIX

【来源】

毛茛科植物乌头 *Aconitum carmichaelii* Debx. 的干燥母根。

【性味功效】

辛、苦，热；祛风除湿，温经止痛。

【历史沿革】

始载于《神农本草经》，列为下品。《本草约言》：有毒。《得配本草》：有大毒。《本草害利》：生川乌，毒紧功烈。

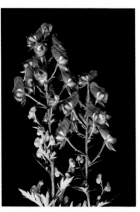

乌头 *Aconitum carmichaelii* Debx.

【毒性研究】

毒性成分为双酯二萜类生物碱，主要为乌头碱、次乌头碱和中乌头碱。其毒理作用是使中枢神经与外周神经系统先兴奋而后抑制，并麻痹血管运动中枢和呼吸中枢，以致心源性休克、呼吸衰竭等；同时强烈兴奋迷走神经，诱发心律失常。乌头碱小鼠皮下注射的 LD_{50} 为 0.295mg/kg，人口服 0.20mg 则可致中毒，24mg 即可致死。中乌头碱小鼠皮下注射的 LD_{50} 为 0.3 ~ 0.5mg/kg。乌头碱、中乌头碱、次乌头碱经小鼠灌胃的 LD_{50} 分别为 1.8mg/kg、1.9mg/kg、5.8mg/kg。

生川乌煎剂灌胃的 LD_{50} 为 18g/kg，制川乌静脉注射的 LD_{50} 为 25.14g/kg。

【使用禁忌】

① 孕妇慎用。

② 属"十八反""十九畏"之一,不宜与半夏、瓜蒌、瓜蒌子、瓜蒌皮、天花粉、川贝母、浙贝母、平贝母、伊贝母、湖北贝母、白蔹、白及、犀角同用。据文献报道,与麻黄、吴茱萸、威灵仙配伍,易引起中毒事故。

③ 与西药联用,注意:

- 与链霉素、卡那霉素、乙硫异烟肼合用可能导致四肢麻木;
- 与普鲁卡因、阿托品合用,可致扩瞳,与造影剂、锑剂等合用可缩瞳;
- 与白消安、环磷酰胺、保泰松等合用容易产生呼吸困难;
- 与奎尼丁等合用,可致频发多源性室性期前收缩,心律失常;
- 与青霉素、磺胺类、碘造影剂等合用,可致接触性皮炎。

【附注】

生川乌为卫生部规定的毒性药品管理品种,亦是香港《中医药条例》附表1规定的毒性中药材。生川乌为2015年版《中国药典》收载的大毒品种,制川乌为2015年版《中国药典》收载的有毒品种。生川乌严禁内服,经过炮制后可内服,规定使用剂量为1.5～3g,中毒剂量为3～90g。对于制川乌宜先煎、久煎。

安全百科

什么是中药的毒性反应?

毒性反应也叫毒性作用,是指中药引起身体较重功能紊乱和组织病理变化。一般是由于病人的个体差异,病理状态或合用其他药物引起敏感性增加而引起的。那些药理作用较强,治疗剂量与中毒量较为接近的药物容易引起毒性反应。此外,肝、肾功能不全者,老人、儿童易发生毒性反应。少数人对药物的作用过于敏感,或者自身的肝、肾功能等不正常,在常规治疗剂量范围就能出现别人过量用药时才出现的症状。

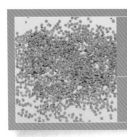

天仙子

Tianxianzi

HYOSCYAMI SEMEN

【来源】

茄科植物莨菪 *Hyoscyamus niger* L. 的干燥成熟种子。

【性味功效】

苦、辛,温;解痉止痛,平喘,安神。

【历史沿革】

始载于《神农本草经》,原名莨菪子,列为下品,多食令人狂走。《名医别录》:味甘,有毒。《雷公炮炙论》:有大毒。《本草原始》:多食令人狂走,大烦闷,眼中生火,发狂幻视,或昏不知人。《本草纲目》将其列为草部毒草类,载:莨菪之功,未见如所说,而其毒有甚焉……莨菪、云实、防葵、赤商陆皆能令人狂惑见鬼,昔人未有发其义者。盖此类皆有毒,能使痰迷心窍,蔽其神明,以乱其视听故耳。

【毒性研究】

天仙子的毒性成分主要是莨菪烷类生物碱,主要包括阿托品和东莨菪碱。该类生物碱为 M 胆碱受体拮抗剂,其毒性反应为抗 M 胆碱能反应,对周围神经则为抑制副交感神经功能,引起口干、瞳孔放大、视物模糊、心动过速、皮肤潮红等,严重中毒可产生中枢兴奋症状,并可由兴奋转入抑制,引起昏迷或呼吸麻痹。天仙子所含的阿托品最低致死量为 0.08 ~ 0.13g,用量为 5 ~ 10mg 时即能产生显著的中毒症状。东莨菪碱氢溴酸盐小鼠皮下注射的 LD_{50} 为 3.8g/kg。东莨菪碱亦有致畸、致突变作用。

【使用禁忌】

心脏病、心动过速、青光眼患者及孕妇禁用。

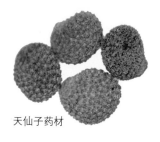

天仙子药材

【附注】

生天仙子为卫生部规定的毒性药品管理品种，亦是香港《中医药条例》附表 1 规定的毒性中药材。天仙子为 2015 年版《中国药典》收载的有大毒品种，规定使用剂量为 0.06 ~ 0.6g。

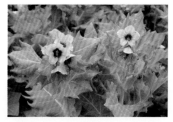

莨菪 Hyoscyamus niger L.

安全百科

什么是中药过敏?

过敏反应：又名为变态反应、超敏反应属于常见的不良反应之一。

中药过敏：指中药作为外来抗原物质，导致体内抗体产生的非正常免疫反应。

中药过敏类型包括哪些?

- 全身过敏反应：临床表现为四肢麻木、大汗淋漓、面色苍白、胸闷气短、血压下降等，也可以引起血管神经性水肿、哮喘等症状，严重者会出现休克。

- 皮肤过敏反应：主要表现为荨麻疹、猩红热样皮疹、麻疹样皮疹、多形红斑、湿疹样皮疹等。

中药致敏成分主要有哪些?

- 中药里含有具有抗原性的蛋白质、多肽、多糖等大分子物质;

- 中药里含有可作为半抗原与体内蛋白质结合成全抗原的小分子物质，如小檗碱、茶碱、丹参酮等。

植物药

45

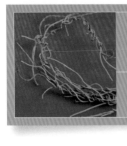

天仙藤

Tianxianteng
ARISTOLOCHIAE HERBA

【来源】

马兜铃科植物马兜铃 *Aristolochia debilis* Sieb. et Zucc. 或北马兜铃 *Aristolochia contorta* Bge. 的干燥地上部分。

【性味功效】

苦，温；行气活血，通络止痛。

【历史沿革】

始载于《图经本草》：微毒。《本草纲目》：无毒。《本草汇言》：诸病属虚损者勿用。《得配本草》：气血虚者禁用。

【毒性研究】

天仙藤的毒性成分主要是马兜铃酸类成分。该类成分具有肾毒性、致癌性、致突变和生殖毒性。肾毒性体现在肾间质纤维化、肾小管萎缩以及肾小管完全消失。小鼠灌胃马兜铃酸 5mg/kg，给药 3 周，观察约 1 年，发现所有动物的前胃出现乳头状瘤，后期可见鳞状细胞癌，有 1 例出现腺癌，还发现了恶性淋巴瘤、肾腺瘤、肺癌和子宫血管瘤。

雌雄小鼠口服马兜铃酸的 LD_{50} 各为 106.1mg/kg、55.9mg/kg，静注各为 70.1mg/kg 和 38.4mg/kg。雌雄大鼠口服马兜铃酸的 LD_{50} 各为 183.9mg/kg、203.4mg/kg，静注各为 74.0mg/kg 和 82.5mg/kg。

【使用禁忌】

本品可引起肾脏损害等不良反应；儿童及老年人慎用；

孕妇、婴幼儿及肾功能不全者禁用。

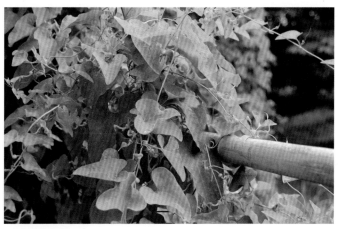

北马兜铃 *Aristolochia contorta* Bge.

安全百科

怎样识别有毒植物？

- 常见有毒植物的科属：夹竹桃科，石蒜科，天南星科，大戟科，漆树科，杜鹃花科，马钱科，茄科等。

- 部分有毒植物具奇特刺鼻的气味，闻后往往有头晕、恶心或呛人等感觉。

- 如果植物的汁液接触皮肤或舌面后时有干涩或辣烫感，此植物多数有毒。

- 有乳白色奶状汁液的植物除了桑科、菊科外，往往或多或少具有毒性。

- 野鼠、松鼠、鸟类或其他哺乳动物食用的野生植物，通常都不具毒性。

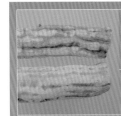

天花粉

Tianhuafen
TRICHOSANTHIS RADIX

【来源】

葫芦科植物栝楼 *Trichosanthes kirilowii* Maxim. 或双边栝楼 *Trichosanthes rosthornii* Harms 的干燥根。

【性味功效】

甘、微苦，微寒；清热泻火，生津止渴，消肿排脓。

【历史沿革】

以栝楼根之名始载于《神农本草经》，列为中品。《名医别录》：无毒。《本草经集注》：恶干姜，畏牛膝、干漆，反乌头。《得配本草》：胃虚湿痰，亡阳作渴，病在表者禁用。《本草经疏》：脾胃虚寒作泄者勿服。《本草汇言》：汗下之后，亡液而作渴者不可妄投；阴虚火动，津液不能上承而作渴者，不可概施。《本经逢原》：凡痰饮色白清稀者，忌用。

【毒性研究】

天花粉的毒性成分为天花粉蛋白。天花粉蛋白具有抗早孕和致流产作用，可迅速引起胎盘的滋养层细胞变性坏死，使绒毛破损，导致血循环障碍，然后加速绒毛组织退化坏死，引起炎症反应，出现胎盘循环和营养障碍，造成胎儿死亡。同时，增加内源性前列腺素的合成和子宫积液，使子宫收缩增强，导致流产。

用天花粉给95只兔灌肠（每次5mg/只，共8次），在实验第10、20、30天时病理检查发现给药组家兔多数有间质性肺炎。给雌狗肌内注射注射用天花粉，一般呈现精神萎靡，食欲减退，以至拒食，剂量 0.2 ~ 2mg/kg，副反应经 3 ~ 5 日恢复，但 3 ~ 4mg/kg 者大多经 1 ~ 2 周后死亡。

小鼠皮下注射测定 LD_{50}，其中原汁冻干天花粉 2.26mg/ 只，天花粉蛋白粗制剂 0.6mg/ 只，透析天花粉蛋白 0.29mg/ 只，结晶天花粉蛋白 0.236mg/ 只。

【使用禁忌】

孕妇慎用；脾胃虚寒大便滑泄者忌服；过敏体质者慎用天花粉蛋白；不宜与川乌、制川乌、草乌、制草乌、附子同用。

【附注】

天花粉为 2015 年版《中国药典》收载的品种，规定使用剂量为 10 ~ 15g。

安全百科

什么是香港四大毒草？

香港四大毒草主要是指以下四种植物：

马钱子：别名牛眼马钱、狭花马钱，为马钱科植物牛眼马钱 (*Strychnos angustiflora* Benth.)。

羊角拗：别名羊角藤、羊角扭，为夹竹桃科植物羊角拗 [*Strophanthus divaricatus* (Lour.) Hook. et Arn.]。

洋金花：别名白曼陀罗花、广东闹羊花，为茄科植物白花曼陀罗 (*Datura metel* L.)。

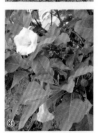

断肠草：别名钩吻、胡蔓藤、大茶药，为马钱科植物胡蔓藤 [*Gelsemium elegans* (Gardn. et Champ.) Benth.]。

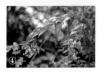

① 牛眼马钱　② 羊角拗
③ 白花曼陀罗　④ 胡蔓藤

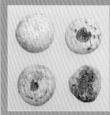

天南星

Tiannanxing
ARISAEMATIS RHIZOMA

【来源】

天南星科植物天南星 *Arisaema erubescens* (Wall.) Schott、异叶天南星 *Arisaema heterophyllum* Bl. 或东北天南星 Arisaema amurense Maxim. 的干燥块茎。

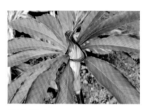

天南星 *Arisaema erubescens* (Wall.) Schott

【性味功效】

苦、辛，温；生用散结消肿；制天南星燥湿化痰，祛风止痉，散结消肿。

【历史沿革】

始载于《本草纲目拾遗》。《名医别录》：微寒，有大毒。《本草经集注》：蜀漆为之使，恶莽草。《开宝本草》：味苦、辛，有毒。《本草纲目》：性紧而毒，故能攻积拔肿而治口㖞舌麻。《本草汇言》：天南星，开结闭，散风痰之药也。但其性味辛燥而烈，与半夏略同，而毒则过之。

【毒性研究】

天南星的毒性成分尚未有定论。有研究认为，天南星中的草酸钙针晶是刺激性成分。天南星的毒性反应主要表现对口腔、咽喉及皮肤黏膜有很强的刺激性。误食可致咽喉烧灼感、口舌麻木、黏膜糜烂、水肿、流涎、张口困难等症状，严重者窒息；继则中枢神经系统受到影响，出现头晕心慌、四肢麻木，甚至昏迷、窒息、呼吸停止，有的可能引起智力发育障碍等。生品尤其是鲜品毒性较大，作用强烈。药理实验证明炮制后能够降低或消除其毒性。

小鼠多次灌胃给药虎掌南星生、制品混悬液测定最大耐受量，表明生品最大耐受量为 10gkg/d，炮制品在 36gkg/d 以上，制品毒性比生品明显降低。小鼠按 20g/kg 的剂量一次性灌胃给予东北南星生品 50% 的混悬液，连续观察 7 天，小鼠均未发生中毒或死亡。小鼠分三次灌胃给予虎掌南星生、制品水煎剂，总剂量达 120g/（kg·d），观察 7 天，结果未见有小鼠死亡和异常表现。

【附注】

生天南星为卫生部规定的毒性药品管理品种，亦是香港《中医药条例》附表 1 规定的毒性中药材。天南星和制天南星为 2015 年版《中国药典》收载的有毒品种，外用生品适量，规定制天南星使用剂量为 3 ~ 9g。

【使用禁忌】

孕妇慎用；生品内服宜慎。

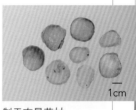

1cm

制天南星药材

安全百科

什么是药物的致死量和最大耐受量？

绝对致死量 (LD$_{100}$)：能引起一组实验动物全部死亡的最低剂量或浓度。

半数致死量 (LD$_{50}$)：能引一组实验动物半数死亡所需的剂量或浓度。

最小致死量 (MLD)：指药物在最低剂量组的一群实验动物中仅引起个别动物死亡的剂量和浓度。

最大耐受量 (MTD)：药物在动物实验中不引起实验动物死亡的最大剂量或浓度。

注：药物一般会以 LD$_{50}$ 表示毒性上限。致死量越小，说明药物毒性越大，安全性越低，使用时越需要谨慎；致死量越大，说明药物毒性较小，使用时相对较安全；对于易过敏的药物，需格外谨慎，因为过敏反应和服药剂量不呈现直接相关性。

植物药

51

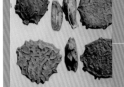

木鳖子

Mubiezi
MOMORDICAE SEMEN

【来源】

葫芦科植物木鳖 *Momordica cochinchinensis* (Lour.) Spreng. 的干燥成熟种子。

【性味功效】

苦、微甘，凉；散结消肿，攻毒疗疮。

【历史沿革】

始载于《开宝本草》：无毒。《证类本草》：无毒。《本草正》：今见毒狗者，能毙之于顷刻，使非大毒而有如是乎？《本草纲目》：有小毒。《本草汇言》：胃虚、大肠不实、元真亏损者，不可概投。可见其毒性的记载历代本草存在争议。

【毒性研究】

毒性成分为木鳖子皂苷和木鳖子素。木鳖子的水、醇及醇－水浸出液静脉或肌内注射于狗、猫、兔等麻醉动物，动物均于数日内死亡。小鼠静脉注射木鳖子皂苷的 LD_{50} 为 32.35mg/kg，腹腔注射则为 32.35mg/kg。木鳖子素对小鼠腹腔注射的 LD_{50} 为 16mg/kg，中毒动物安静、衰竭死亡，死亡出现在给药后 10～48 小时。木鳖子水煎剂长期给药可以造成大鼠肝脏、肾脏损伤，血中 ALT 及 BUN 含量显著升高，血糖下降。

对木鳖子药材、不同含油量的木鳖子霜的急性毒性研究发现，随着含油量的增大，其毒性呈现降低趋势，10%

含油量的木鳖子霜的 LD_{50} 为 3.923g/kg，毒性大于 20%、30% 含油量的木鳖子霜。木鳖子内种皮和木鳖子油无明显毒性。

【使用禁忌】

孕妇慎用。体虚者忌服。用药期间忌食猪肉。

【附注】

木鳖子为 2015 年版《中国药典》收载的有毒品种。规定使用剂量为 0.9 ~ 1.2g。

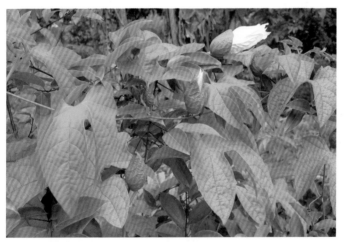

木鳖 *Momordica cochinchinensis* (Lour.) Spreng.

植物药

53

安全百科

中药的剂量越大疗效就一定越好吗？

不能这么认为。许多中药不同的剂量具有不同的作用，例如川芎在小剂量时能收缩子宫，大剂量时反而能使子宫麻痹、停止收缩。因此，同化学药品一样，中药也规定有适宜的使用剂量。如使用剂量过大，也会引起有害反应。

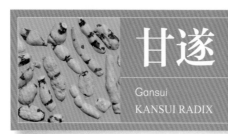

甘遂

Gansui
KANSUI RADIX

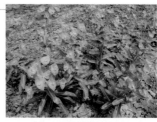

甘遂 *Euphorbia kansui* T.N. Liou ex T.P. Wang

【来源】

大戟科植物甘遂 *Euphorbia kansui* T.N. Liou ex T.P. Wang 的干燥块根。

【性味功效】

苦，寒；泻水逐饮，消肿散结。

【历史沿革】

始载于《神农本草经》，列为下品。《吴普本草》：苦，有毒。《名医别录》：甘，大寒，有毒。《本草分经》：损真极速。《得配本草》：妄用，大损元气，腹胀而死。

【毒性研究】

毒性成分为二萜和三萜类化合物，其毒性类似巴豆酸和斑蝥素的作用，能强烈刺激肠黏膜，从而引起炎症充血及蠕动增加，并有凝集、溶解红细胞、麻痹呼吸和血管运动中枢的作用。

不同制法和工艺得到的甘遂制品石油醚部位的小鼠 LD_{50} 差异较大：生品 36.4g/kg、醋炙品 65.3g/kg、清炒品 53.9g/kg、清炒拌醋品 59.8g/kg、生拌醋品 43.8g/kg，且以醋炙效果相对较好；除石油醚部位外，其他部位（醋酸乙酯、丙酮、甲醇）的毒性相对较小。观察甘遂水提物、醇提物、先醇提后水提物对模式生物斑马鱼的急性毒性研究发现斑马鱼对甘遂不同提取物均表现出急性毒性反应，并呈现出明显的量－毒关系，甘遂水提物半数致死浓度 (LC_{50}) 为 31.00 μg/mL，甘遂醇提物 LC_{50} 为 6.89 μg/mL，甘遂先醇提后水提物 LC_{50} 4.26 μg/mL。

甘遂醋制后，醇提物毒性下降 75% 左右，石油醚部位毒性下降 50% 左右，醋酸乙酯部位毒性下降 75% 左右，而正丁醇部位和水部位无毒。

【使用禁忌】

孕妇禁用；不宜与甘草同用。

【附注】

生甘遂为卫生部规定的毒性药品管理品种，亦是香港《中医药条例》附表 1 规定的毒性中药材。甘遂为 2015 年版《中国药典》收载的有毒品种。药典规定使用剂量为 0.5 ~ 1.5g，炮制后多入丸散用。外用适量，生用。甘遂和甘草伍用，一方面增加了肠道推进功能，泻下作用加剧；另一方面伍用甘草协同促进了甘遂毒性成分的吸收，导致两者伍用后毒性增强。甘遂单用或者与甘草配伍用均会产生心脏毒性反应。

什么是假药？

假药是指药品所含成分与国家药品标准规定的成分不符的或以非药品冒充药品或者以他种药品冒充此种药品的。有下列情形之一的药品，按假药论处：

- 国务院药品监督管理部门规定禁止使用的；
- 依照本法（《中华人民共和国药品管理法》，下同）必须批准而未经批准生产、进口，或者依照本法必须检验而未经检验即销售的；
- 变质的；
- 被污染的；
- 使用依照本法必须取得批准文号而未取得批准文号的原料药生产的；
- 所标明的适应症或者功能主治超出规定范围的。

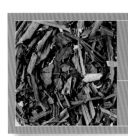

白屈菜

Baiqucai
CHELIDONII HERBA

【来源】

罂粟科植物白屈菜 *Chelidonium majus* L. 的干燥全草。

【性味功效】

苦，凉；解痉止痛，止咳平喘。

【历史沿革】

始载于《救荒本草》。《四川中药志》：性微温，味苦辛，有毒。《北方常用中草药》：味苦，性寒，有毒。

【毒性研究】

白屈菜临床中毒表现为头痛、头晕、口干、视物不清、耳鸣、意识不清、烦躁、谵语、间歇性痉挛、瞳孔散大、对光反射消失、感觉障碍等。白屈菜的毒性成分主要是生物碱类化合物。

肌肉注射大白鼠不同剂量的白屈菜生物碱，观察 30 天后发现白屈菜生物碱对大白鼠行为、血液生理、生化指标及脏器病理无不良影响。白屈菜红碱在 ≥ 5.6 mg/kg 剂量下，对大鼠间歇腹腔注射给药 6 周，可引起大鼠局部刺激和药物毒性所引起的全身性异常反应，以致部分大鼠死亡；在 3.7 mg/kg(相当临床人拟用量 11.2 倍) 出现毒性反应较小。肌肉注射小白鼠不同剂量的白屈菜总生物碱，结果表明白屈菜总生物碱对小白鼠最小致死量为 640 ~ 800mg/kg，LD_{50} 为 1222.55mg/kg。

【使用禁忌】

孕妇慎用。

【附注】

　　白屈菜为 2015 年版《中国药典》收载的有毒品种，规定白屈菜使用剂量为 3 ~ 18g。

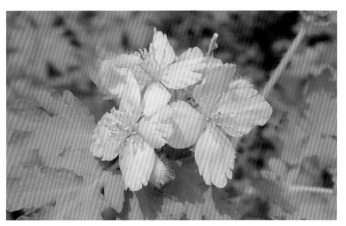

白屈菜 *Chelidonium majus* L.

安全百科

什么是劣药?

　　劣药是指药品成分的含量不符合国家药品标准。有下列情形之一的药品，按劣药论处：

- 未标明有效期或者更改有效期的；

- 不注明或者更改生产批号的；

- 超过有效期的；

- 直接接触药品的包装材料和容器未经批准的；

- 擅自添加着色剂、防腐剂、香料、矫味剂及辅料的；

- 其他不符合药品标准规定的。

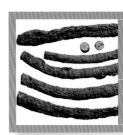

仙茅

- Xianmao
CURCULIGINIS RHIZOMA

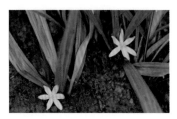

仙茅 *Curculigo orchioides* Gaertn.

【来源】

石蒜科植物仙茅 *Curculigo orchioides* Gaertn. 的干燥根茎。

【性味功效】

辛，热；补肾阳，强筋骨，祛寒湿。

【历史沿革】

始载于《海药本草》，载：有小毒。《开宝本草》：有毒。《本草纲目》：有毒。《本草蒙荃》：误服中毒舌胀者，急饮大黄朴硝数杯，仍以末掺舌间，遂旋愈也。《神农本草经疏》：仙茅味辛，气大热，其为毒可知矣；阴虚内热外寒，阳厥火极似水等证，法并禁用。《本草备要》：辛，热，有小毒；相火盛者忌服。

【毒性研究】

急性毒性研究发现仙茅经大剂量单次给药服用后毒性较低，未出现动物死亡。对仙茅水提取物和醇提取物进行灌胃急性毒性实验发现，仙茅水提取物在临床每日推荐的最高剂量（原生药）的 1384 倍剂量下无动物死亡，而乙醇提取物 LD_{50} 为 215.9g/kg，为临床每日推荐的最高剂量（原生药）的 1439 倍。仙茅醇提物主要毒性表现为给药后小鼠自发活动减少、静伏、少动，死亡之前抽搐。给药后 1 小时内动物出现死亡，4 小时后动物再无死亡。长期大剂量使用仙茅可能会造成药物性黄疸。长期、大剂量经口给予仙茅醇提物可能影响肝、肾血清生化功能变化，增加睾丸和卵巢系数，但未见光镜和透射电镜下大鼠肝、肾结构病理形态学上的改变，睾丸和卵巢则主要表现为线粒体肿胀、空泡变性等超微结构病理学改变。

【使用禁忌】

凡阴虚火旺者忌服。

【附注】

仙茅为 2015 年版《中国药典》收载的有毒品种，规定使用剂量为 3～10g。仙茅按临床剂量单独服用的毒性较低，经酒炙后毒性进一步降低。历代本草记载仙茅的毒性主要与其辛热的性味特点有关。

安全百科

是不是中药的不良反应比西药少？

中药的使用讲究辨证论治、合理组方、一人一方、随证加减。中药也是以化学物质为基础的，有时还存在讲究道地药材、如法炮制等。严格地说，在这样的情况下服用中药，有助减少和避免不良反应。但是如果不遵守辨证论治的原则或者辨证不当，组方不合理，中药材品质有问题，也能引起许多不良反应。现在许多中成药、中药材品质有问题，也能引起许多不良反应。现在许多中成药、中药新剂型在使用过程中，不良反应也很多，应该引起重视。

白果

Baiguo
GINKGO SEMEN

【来源】

银杏科植物银杏 *Ginkgo biloba* L. 的干燥成熟种子。

【性味功效】

甘、苦、涩，平；敛肺定喘，止带缩尿。

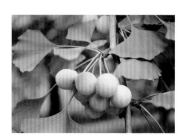
银杏雌株

【历史沿革】

始载于《绍兴本草》载：无毒……生食戟人。《日用本草》：多食壅气动风，小儿多食昏霍，发惊引疳。《本草纲目》：熟食，小苦微甘，性温，有小毒；多食令人胪胀。《食疗本草》：不堪多食，泥人心……新鲜者好食，若经宿者不堪食，令人腹冷生诸疾。《日华子本草》：患疮疖人不可食，甚发脓。

【毒性研究】

毒性成分为白果酸、白果酚、银杏酸和氰苷等。白果酚可促组胺释放，增加毛细血管通透性，引起水肿，吸收后作用于中枢神经系统，导致中枢神经系统先兴奋后抑制，并可引起末梢神经障碍。氰苷中毒主要是氰化物进入机体后释放出氰离子，与细胞色素氧化酶结合，使酶活性受抑制，致使细胞摄氧阻断，细胞缺氧窒息。小鼠皮下注射白果中性成分 6mg/kg，可引起惊厥和死亡。油浸白果提取物按每天一次 3g/kg 剂量给豚鼠连续灌胃 95 天，白果酸性提取物按每天一次 0.2g/kg 剂量给豚鼠连续灌胃 60 天，结果发现豚鼠出现食欲缺乏、体重减轻等一般毒性症状，有个别动物死亡，进一步的病理检查发现有不同程度的肝损害，肾小球肾炎。

【使用禁忌】

过敏人士慎用。

【附注】

白果为 2015 年版《中国药典》收载的有毒品种，规定使用剂量为 5 ~ 10g。生食有毒。

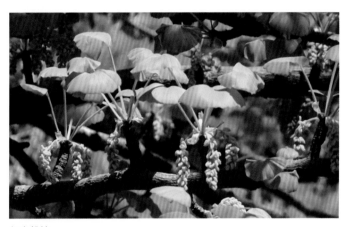

银杏雄株

安全百科

哪些属于药食两用中药？

中药药食两用，古往今来沿袭已久。现代生活中的煲汤与凉茶以及保健食品中均常见各类药材。中国卫生部于 2002 年公布了《关于进一步规范保健食品原料管理的通知》，附件中对不同类别的物品分列如下：

（1）既是食品又是药品的物品名单（共 87 种）

丁香、八角茴香、刀豆、小茴香、小蓟、山药、山楂、马齿苋、乌梢蛇、乌梅、木瓜、火麻仁、玳玳花、玉竹、甘草、白芷、白果、白扁豆、白扁豆花、龙眼肉、决明子、百合、肉豆蔻、肉桂、余甘子、佛手、杏仁（甜、苦）、沙棘、牡蛎、芡实、花椒、赤小豆、阿胶、鸡内金、麦芽、昆布、枣（大枣、酸枣、黑枣）、罗汉果、郁李仁、金银花、青果、鱼腥草、姜（生姜、干姜）、枳椇子、枸杞子、栀子、砂仁、胖大海、茯苓、香橼、香薷、桃仁、桑叶、桑椹、橘红、桔梗、益智仁、荷叶、莱菔子、莲子、高良姜、淡竹叶、淡豆豉、菊花、菊苣、黄芥子、黄精、紫苏、紫苏子、葛根、黑芝麻、黑胡椒、槐米、槐花、蒲公英、蜂蜜、榧子、酸枣仁、鲜白茅根、鲜芦根、蝮蛇、橘皮、薄荷、薏苡仁、薤白、覆盆子、藿香。

（2）可用于保健食品的物品名单（共114种）

人参、人参叶、人参果、三七、土茯苓、大蓟、女贞子、山茱萸、川牛膝、川贝母、川芎、马鹿胎、马鹿茸、马鹿骨、丹参、五加皮、五味子、升麻、天门冬、天麻、太子参、巴戟天、木香、木贼、牛蒡子、牛蒡根、车前子、车前草、北沙参、平贝母、玄参、生地黄、生何首乌、白及、白术、白芍、白豆蔻、石决明、石斛、地骨皮、当归、竹茹、红花、红景天、西洋参、吴茱萸、怀牛膝、杜仲、杜仲叶、沙苑子、牡丹皮、芦荟、苍术、补骨脂、诃子、赤芍、远志、麦门冬、龟甲、佩兰、侧柏叶、制大黄、制何首乌、刺五加、刺玫果、泽兰、泽泻、玫瑰花、玫瑰茄、知母、罗布麻、苦丁茶、金荞麦、金樱子、青皮、厚朴、厚朴花、姜黄、枳壳、枳实、柏子仁、珍珠、绞股蓝、胡芦巴、茜草、荜茇、韭菜子、首乌藤、香附、骨碎补、党参、桑白皮、桑枝、浙贝母、益母草、积雪草、淫羊藿、菟丝子、野菊花、银杏叶、黄芪、湖北贝母、番泻叶、蛤蚧、越橘、槐实、蒲黄、蒺藜、蜂胶、酸角、墨旱莲、熟大黄、熟地黄、鳖甲。

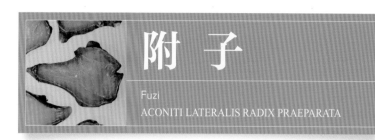

附 子

Fuzi

ACONITI LATERALIS RADIX PRAEPARATA

植物药

63

【来源】

毛茛科植物乌头 *Aconitum carmichaelii* Debx. 子根的加工品。

【性味功效】

辛、甘，大热；回阳救逆，补火助阳，散寒止痛。

【历史沿革】

始载于《神农本草经》，列为下品。《名医别录》：有大毒。《本草经集注》：俗方每用附子，须甘草、人参、生姜相配者，正制其毒故也。《本草纲目》：有大毒。

【毒性研究】

毒性成分和毒理作用同川乌。生附子煎剂腹腔注射的 LD_{50} 为 5.49g/kg，静脉注射的 LD_{50} 为 0.49g/kg。

【使用禁忌】

同川乌。

【附注】

生附子为卫生部规定的毒性药品管理品种，亦是香港《中医药条例》附表 1 规定的毒性中药材。附子为 2015 年版《中国药典》收载的有毒品种。生附子严禁内服，经过炮制后可内服。使用剂量为 3 ~ 15g，中毒剂量为 15 ~ 120g。对于制附子宜先煎、久煎。

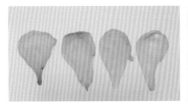
白附片

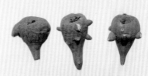
泥附子

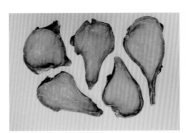
黑顺片

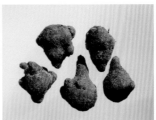
盐附子

安全百科

中西联用，效果一定更好吗？

中西药联用目的：提高疗效、缩短疗程、降低毒副作用等。

中药的成分及药理作用十分复杂，和西药联用时会产生多种效应，需要注意合理配伍。

1）中西药有益的相互作用

- **相互协同，提高疗效**　如茵陈与灰黄霉素联用，可增强灰黄霉素的抗霉菌作用，因为茵陈可促进体内胆汁分泌，增强灰黄霉素的溶解度，促进其吸收，从而提高疗效。

- **相互制约，减轻毒副反应**　如甘草人参汤能减少因长期服用激素所导致的不良反应；十全大补汤与利福平同用，能治疗因利福平引起的白血球减少症。

- **减少服用剂量** 如盐酸可乐定是治疗各类高血压的常用药，加中药配伍组方后的珍菊降压片（珍珠层粉、野菊花、槐花米、盐酸可乐定、氢氯噻嗪）功效相似，服用剂量减少 50%。

- **扩大适用范围** 如降压药帕吉林，与野菊花配伍后还可用于脑血管意外后遗症患者。

    2）中西药不良的相互作用

- **降低药效**

    a) 形成难溶物，降低机体对药物的吸收；

    b) 酸碱中和，令药物失去其原有的理化属性；

    c) 产生拮抗，降低药效。

    例：甘草具有糖皮质激素样作用，能升高血糖，而西药降糖灵具有降糖作用，若将二者联用，可减弱降糖灵的降糖效果；黄连、黄芩等清热解毒药与西药乳酶生联用，可使其所含乳酸杆菌灭活而失效。

- **增强毒副作用**

    a) 改变酶的活性，影响药物的代谢或药物的排泄，令药物疗效改变；

    b) 产生毒性物质，引发中毒，导致药源性疾病。

    例：将含有朱砂的安神镇静类中成药与治神经衰弱的溴化物类西药同用，即可产生有剧毒的溴化汞，严重者会引起间质性肺炎及肾损害。

- **治疗作用过度增强，亦可引起不良反应**

    如治疗糖尿病的中成药消渴丸，由益气养阴的中药与西药格列本脲（Glibenclamide）组成，服用过量，会导致降糖作用过度增强而出现低血糖，甚至低血糖昏迷。

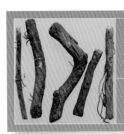

北豆根

Beidougen
MENISPERMI RHIZOMA

【来源】

防己科植物蝙蝠葛 *Menispermum dauricum* DC. 的干燥根茎。

【性味功效】

苦，寒；清热解毒，祛风止痛。

【历史沿革】

始载于《中国药植志》，历代本草未见有关其毒性的记载。

【毒性研究】

北豆根及其制剂的临床不良反应报道主要是肠道反应，多表现为大便次数增多、食欲减退和嗜睡。北豆根的毒性成分主要是生物碱类化合物。其中蝙蝠葛碱可造成动物中枢神经兴奋、惊厥，最后导致呼吸肌麻痹而死亡；北豆根碱、青藤碱对肝脏有一定的损害，且损害程度随剂量的增加而加重。

小鼠口服北豆根总碱 LD_{50} 为（2410 ± 260）mg/kg；多酚羟基碱 LD_{50} 为（1080 ± 140）mg/kg；非酚性总碱 LD_{50} 为（2640 ± 370）mg/kg。给小鼠 ip 北豆根总碱 LD_{50} 为（170 ± 26）mg/kg；多酚羟基碱 LD_{50} 为（115 ± 18）mg/kg；非酚性总碱 LD_{50} 为（144 ± 29）mg/kg。蝙蝠葛苏林碱小鼠尾静脉注射 LD_{50} 为（1.25 ± 0.16）mg/kg。家兔耳静脉注射蝙蝠葛苏林碱 1mg/kg 出现四肢伏地，头不能抬举等症状，5～10 分钟后开始恢复，30～40 分钟后完全恢复；

4mg/kg 注毕立即伏地，渐出现呼吸困难，后肢挣扎，约 3 分钟停止呼吸，其后心跳也渐停止而死亡。

【附注】
　　北豆根为 2015 年版《中国药典》收载的有小毒品种，规定北豆根使用剂量为 3 ~ 9g。

大鼠灌胃北豆根总碱长期毒性试验结果表明：1.20g/kg、0.36g/kg 剂量组动物不同程度出现体重降低，肝、脾、肾上腺的脏器系数异常以及肝、脾轻度的病理组织学改变，停药 2 周后上述异常均消失，说明北豆根总碱具有一定的毒性，但此毒性是可逆的。

【使用禁忌】

胃肠道不适者慎用。

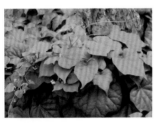

蝙蝠葛
Menispermum dauricum DC.

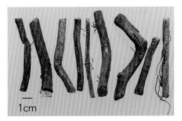

北豆根

植物药

67

安全百科

滋补药会引起药品不良反应吗？

　　滋补药本身也是药，药品本身都有两重性，要遵守规定的用法用量，不能滥用。而且在正常用法用量下也能在一部分人身上引起不良反应。例如人参，已有许多不良反应的报告，其中有些人是没有按规定的用法用量食用，有些是因为药品的品质有问题，如未按规定条件贮存、炮制、加工等，也有些人是按正常用法用量服用后引起了皮疹、咽喉刺激感、精神兴奋、失眠、易醒、神经衰弱、血压升高或血压下降等。

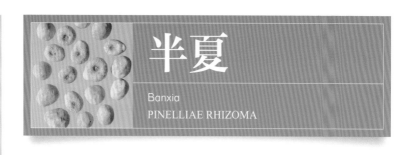

半夏

Banxia
PINELLIAE RHIZOMA

【来源】

天南星科植物半夏 *Pinellia ternata* (Thunb.) Breit. 的干燥块茎。

【性味功效】

辛，温；燥湿化痰，降逆止呕，消痞散结。

【历史沿革】

始载于《神农本草经》，列为下品。《名医别录》：有毒……生令人吐，熟令人下。《药性论》：有大毒。《本草蒙荃》：生嚼戟喉，生用则麻，戟人喉咙。《炮炙大法》：半夏上有巢涎，若洗不净，令人气逆，肝气怒满。《本草经解》：大泻元气，且有毒，不可轻用。

【毒性研究】

半夏的毒性反应主要表现对口腔、喉头及胃肠道黏膜具有强烈的刺激性。半夏的毒性成分尚未有定论，有研究认为其刺激性成分主要来自草酸钙针晶，或羟基苯甲醛，或 3,4- 二羟基苯甲醛葡萄糖苷（尿黑酸）。此外，半夏蛋白具有明显的生殖毒性，具抗早孕活性。

小鼠灌胃给药生半夏混悬液的 LD_{50} 为 42.7g/kg 生药量，小鼠腹腔注射半夏浸膏的 LD_{50} 为 325g/kg 生药量。观察小鼠灌胃给药生半夏、漂半夏、生姜浸半夏、蒸半夏和白矾半夏混悬液的急性毒性影响，结果生半夏的毒性最大，显示加热或炮制对生半夏有解毒作用。半夏草酸钙针晶腹腔注射的 LD_{50} 为 16.42mg/kg，生半夏混悬液的 LD_{50} 为 3450mg/kg，草酸钙针晶的毒性是半夏生品的 210 倍。

小鼠单次灌胃半夏水提物 62.5g/kg 后，其血清 ALT、AST 值随时间的不同而不同，毒性高峰出现在给药后 4 小时，持续约 48 小时，初步确定半夏有肝毒性。

小鼠灌胃生半夏混悬液和矾制半夏混悬液较长时间给药后，矾制半夏组未见毒性反应，对小鼠体重亦无影响，而生半夏各组均显著地抑制小鼠体重增长，且各组均有死亡，并能引起肾脏代偿性病变。连续 40 天每天以 0.5g 半夏浸膏对家兔进行灌胃，家兔一般情况良好，体重增加；剂量加倍，多数家兔有腹泻，20 天内半数家兔死亡。

【使用禁忌】

不宜与川乌、制川乌、草乌、制草乌、附子同用；生品内服宜慎。孕妇慎用。

【附注】

生半夏为卫生部规定的毒性药品管理品种，亦是香港《中医药条例》附表 1 规定的毒性中药材。生半夏为 2015 年版《中国药典》收载的有毒品种，内服一般炮制后使用，规定制半夏使用剂量为 3 ~ 9g。外用适量。

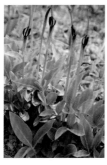

半夏 *Pinellia ternata* (Thunb.) Breit.

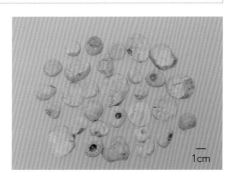

法半夏

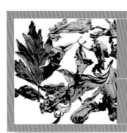

艾叶

Aiye
ARTEMISIAE ARGYI FOLIUM

【来源】

菊科植物艾 *Artemisia argyi* Lévl. et Vant. 的干燥叶。

【性味功效】

辛、苦，温；温经止血，散寒止痛；外用祛湿止痒。

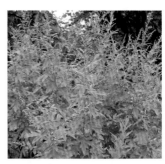

艾 *Artemisia argyi* Lévl. et Vant.

【历史沿革】

始载于《五十二病方》，《名医别录》将艾叶列为中品，载：味苦，微温，无毒。其后，《新修本草》《食疗本草》《证类本草》《食物本草》《本草纲目》《本草蒙荃》《本草品汇精要》《本草乘雅半偈》《本草易读》《本草择要纲目》均载：无毒。《本草图经》载：（艾叶）然亦有毒，其毒发则热气上冲，狂躁不能禁，至攻眼有疮出血者，诚不可妄服也。《本草备要》：血热为病者禁用。《本经逢原》：阴虚火旺，血燥生热，及宿有失血病者为禁。《得配本草》：多服久服，热气上冲，并发内毒。可见历代本草著作对于艾叶的有毒与无毒存在一定的争议。

【毒性研究】

艾叶在临床应用过程中所发现的不良反应主要有兴奋、四肢麻痹、抽搐、刺激胃肠道、肝脏损伤以及过敏反应等。艾叶的毒性成分主要是挥发油。

给小鼠腹腔注射艾叶煎剂，测得 LD_{50} 按生药量计算为 23g/kg，给小鼠灌胃艾叶油测得 LD_{50} 为 1.82mL/kg，腹腔注射的 LD_{50} 为 1.12mL/kg，分别给小鼠灌胃艾叶油中的单一成分 4- 松油烯醇，测得 LD_{50} 为 1.237mL/kg，丁香烯的 LD_{50} 为 3.355g/kg，α – 萜品烯醇的 LD_{50} 为（ 1.581 ± 0.134 ）g/kg。

采用经典的急性毒性实验方法，进行艾叶不同组分小鼠的急性毒性比较研究发现，艾叶水提组分、挥发油的 LD_{50} 分别为 80.2 g/(kg·d)、1.67mL/(kg·d)；醇提组分最大耐受浓度为 75.6 g/(kg·d)。全组分最大给药浓度为 24.0 g/(kg·d)，分别相当于临床成人日剂量的 588.0、186.7 倍；主要的急性毒性症状为怠动、恶心、抽搐、四肢麻痹、俯卧不动；艾叶不同组分对小鼠急性毒性强度为：挥发油 > 水提组分 > 醇提组分 > 全组分。

大鼠连续 21 天灌胃给予艾叶水提组分 [按含生药量计算分别为 3.3 ~ 16.5 g/(kg·d)，相当于成人日剂量的 25.7 ~ 128.4 倍] 和挥发油组分样品 [0.015 ~ 0.15 mL/(kg·d)，折算艾叶药材相当于 1.88 ~ 18.75 g/(kg·d)，相当于成人日剂量的 14.6 ~ 145.9 倍] 均可导致大鼠体重下降，饮食、饮水不佳，血清丙氨酸转氨酶（ ALT ）、天冬氨酸转氨酶（ AST ）、碱性磷酸酶（ ALP ）、总蛋白（ TPC ）增高，白蛋白（ ALB ）、清蛋白 / 球蛋白（ A/G ）比值降低，肝脏系数增加，病理检查可见不同程度的肝脏病理组织损伤，且部分病变为不可逆性损伤。灌胃给药孕小鼠连续 5 天发现，一定剂量 (1 ~ 2 mL/kg) 艾叶挥发油对小鼠具有潜在的遗传毒性。蕲艾挥发油小鼠灌胃给药的 LD_{50} 为 3.74 mL/kg。

【使用禁忌】

不宜大量服用，大量服用可引起急性胃肠炎、中毒性黄疸和肝炎等。

【附注】

艾叶为 2015 年版《中国药典》收载的有小毒品种，规定艾叶使用剂量为 3~9g。

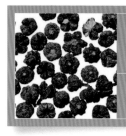

吴茱萸

Wuzhuyu
EUODIAE FRUCTUS

【来源】

芸香科植物吴茱萸 *Euodia rutaecarpa* (Juss.) Benth.、石虎 *Euodia rutaecarpa* (Juss.) Benth. var. *officinalis* (Dode) Huang 或疏毛吴茱萸 *Euodia rutaecarpa* (Juss.) Benth. var. *bodinieri* (Dode) Huang 的干燥近成熟果实。

【性味功效】

辛、苦，热；散寒止痛，降逆止呕，助阳止泻。

【历史沿革】

始载于《神农本草经》，列为中品。《名医别录》：大热，有大毒。《本草纲目》：多食伤神，令人起伏气，咽喉不通……辛热，走气动火，昏目发疮……多食冲眼又脱发也……不宜多用恐损元气……有小毒，动脾火，病目者忌之。《药性论》：味苦、辛，大热，有毒。《得配本草》：有毒。《王氏医存》：吴茱萸能燥肝血。

【毒性研究】

吴茱萸大剂量服用具有中枢神经毒性，表现为剧烈腹痛、头痛、晕厥、呕吐、视物不清、错觉、胸闷等。吴茱萸的挥发油是产生毒性尤其是产生肝毒性的主要物质基础。

采用经典小鼠急性毒性试验方法，对吴茱萸不同组分的比较研究发现：吴茱萸不同组分对小鼠急性毒性强度为挥发油＞全组分＞醇提组分＞水提组分，其中吴茱萸挥发油 LD_{50} 值为 2.70mL/(kg·d)，95% 的可信限为 2.58 ~ 2.84mL/

(kg·d)；吴茱萸全组分、醇提组分和水提组分无法作出LD$_{50}$，最大耐受量按含生药量计算分别为 15.6g/(kg·d)、70.6g/(kg·d) 和 80.0g/(kg·d)，分别相当于临床 70kg 体重每公斤体重日用量的 242.7 倍、1098.2 倍和 1244.4 倍，解剖观察以肝毒性为主，可见吴茱萸药材具有一定的毒性。

采用经典急性毒性实验法进行吴茱萸不同提取物急性毒性比较研究发现，吴茱萸水提物组和醇提组无法做出LD$_{50}$，最大耐受量按含生药量计算分别为 80.0g/(kg·d) 和 70.6g/(kg·d)；其中水提物、醇提物中吴茱萸碱和吴茱萸次碱的百分含量分别为 0.028% 和 0.027%、0.046% 和 0.075%；同时水提物组和醇提组各样品均出现死亡，其最大耐受量显示水提物组和醇提组均具有毒性，对小鼠急性毒性强度为：醇提物组 > 水提物组。

Ames 试验、体外 CHL 细胞染色体畸变试验和小鼠骨髓嗜多染红细胞微核子试验显示，吴茱萸醇提物无遗传毒性；但在体外试验中，吴茱萸次碱和柠檬苦素有致突变性。

【使用禁忌】

不宜大量服用。

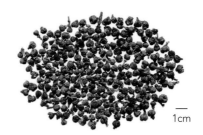

1cm

吴茱萸

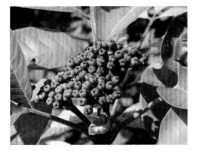

吴茱萸 *Euodia rutaecarpa* (Juss.) Benth.

【附注】

　　吴茱萸为 2015 年版《中国药典》收载的有小毒品种，规定吴茱萸使用剂量为 2 ~ 5g。

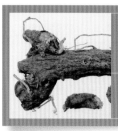

京大戟

Jingdaji
EUPHORBIAE PEKINENSIS RADIX

【来源】

大戟科植物大戟 *Euphorbia pekinensis* Rupr. 的干燥根。

【性味功效】

苦，寒；泻水逐饮，消肿散结。

【历史沿革】

始载于《神农本草经》，列为下品。《名医别录》：有小毒。《药性论》：有大毒。

【毒性研究】

京大戟的毒性作用主要表现为对口腔及胃肠黏膜的强烈刺激作用，口服可引起口腔黏膜及咽部肿胀，胃肠黏膜引起充血水肿，甚至糜烂，严重可导致肾功能不全，甚至发生肾衰竭、虚脱、呼吸麻痹而死亡。其毒性成分为萜类成分。

京大戟生品、10% 醋制品、30% 醋制品、50% 醋制品、70% 醋制品的 LD_{50} 分别为 157.53g/kg、188.13g/kg、176.43g/kg、214.60g/kg、197.49g/kg，显示醋制后毒性减低。用各种京大戟煎剂分别灌胃，均有刺激作用，可引起小鼠的腹壁肌肉收缩，用药后小鼠萎靡无力，毛耸起，匍匐不动，有部分小鼠死亡。

京大戟生品和醋制品的乙酸乙酯部位为主要毒性部位，

其 LD$_{50}$ 分别为 160.3g/kg、234.8 g/kg，在给药 1 小时后部分动物开始出现烦躁、呼吸增强、全身抖动、蜷缩等中毒症状，直至中毒死亡。对死亡动物进行解剖发现小鼠肠系膜极度充血，肠容积显著膨大。

对肝损伤的研究显示，连续 6 天给予小鼠不同剂量的京大戟醇提物后，与空白对照组相比，小鼠血清中 ALT、AST 和 LDH 活性明显增高，且随给药剂量增加而增高，呈现一定的"量-毒"关系；醋制可明显降低京大戟肝毒性。

分别灌服大鼠等量甘草、大戟、甘草加大戟煎剂和生理盐水，连续 7 天，发现单纯大戟给药对大鼠肝功能有一定的影响，可引起 ALT 升高，且配伍甘草后对肝功能影响加重；同时甘草加大戟组对大鼠心功能亦有明显影响，对肾功能则无影响，对大鼠心、肝、肾组织形态有一定损害，表现为心肌间质血管充血、肝细胞肿胀、肾血管充血等，但停药后可以恢复。

【使用禁忌】

孕妇禁用；不宜与甘草同用。

【附注】

京大戟为 2015 年版《中国药典》收载的有毒品种，规定京大戟使用剂量为 1.5～3g。入丸散服，每次 1g；内服醋制用。外用适量，生用。

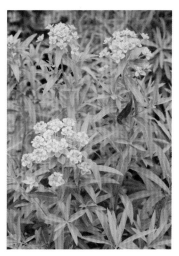

大戟 *Euphorbia pekinensis* Rupr.

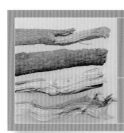

两面针

Liangmianzhen
ZANTHOXYLI RADIX

【来源】

芸香科植物两面针 *Zanthoxylum nitidum* (Roxb.) DC. 的干燥根。

【性味功效】

苦、辛，温；活血化瘀，行气止痛，祛风通络，解毒消肿。

【历史沿革】

以蔓椒之名始载于《神农本草经》，列为下品。《名医别录》：无毒。《本草纲目》：无毒。《南方主要有毒植物》：误食其果引起头晕、眼花、呕吐等中毒症状。

【毒性研究】

两面针的毒性成分主要是生物碱类成分，如氯化两面针碱、氧化两面针碱、双氢两面针碱等。

从两面针根提得的褐色油状物（比重为 1.02），加吐温 -80 制成乳浊液，给小鼠腹腔注射，观察 3 天，按简化机率单位法计算，LD_{50} 为 166 ± 15mg/kg；按临床拟用剂量的 20 倍速及 10 倍一次给犬灌胃，连续 3 天，观察 7 天，对照组给予同体积 0.5% 吐温 -80 溶液，结果显示给药组犬较为安静。

两面针提取液给予小鼠一次腹腔注射 LD_{50} 为 82.13 ± 10.13mg/kg。

两面针提取液分别以 10mg/kg、20mg/kg、40mg/kg 给狗灌胃，每日一次，连续三日。停药后处死解剖，肉眼未见器官异常改变；对家兔亚急性毒性实验，剂量分别为 3 mg/kg、6mg/kg，每日静注一次，连续 14 日，血象、肝功能、肾功能、心电图无显著变化，死后解剖，主要脏器肉眼未见异常。

【使用禁忌】

不能过量服用；忌与酸味食物同服。

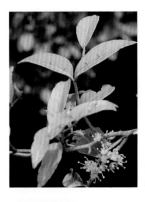

两面针
Zanthoxylum nitidum (Roxb.) DC.

【附注】

两面针为 2015 年版《中国药典》收载的有小毒品种，规定使用剂量为 5 ~ 10g。外用适量，研末调敷或煎水洗患处。

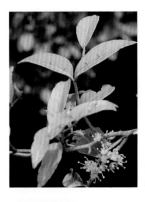植物药

安全百科

中药也有有效期吗?

药品有效期：指药品在一定的贮存条件下，能够保持品质不变的期限，中药亦然。中成药，由于制剂成型过程加入了各种辅料，保质期限有相应规定，通常都会在药品包装盒上标明。

中药材，目前尚无针对有效期的相关条例，但随着中药规管制度日趋完善，有效期的规定也将随之建立。中药材与中药饮片的活性成分含量与其产地、加工方法有关，并在一定的环境、温度、湿度和气压下会随时间而转变。中药摆放过久，也会变质。中药变质主要指虫蛀、发霉、变色、走油等现象。

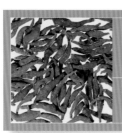

两头尖

Liangtoujian
ANEMONES RADDEANAE RHIZOMA

【来源】

毛茛科植物多被银莲花 *Anemone raddeana* Regel 的干燥根茎。

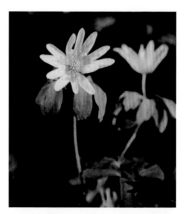

多被银莲花 *Anemone raddeana* Regel

【性味功效】

辛，热；祛风湿，消痈肿。

【历史沿革】

始载于《本草品汇精要》：两头尖，乃附子之类，苗叶亦相似，其根似草乌，皮黑肉白，细而两端皆锐，故以为名也。出陕西，春生苗，二月、八月取根捣碎入药。

【毒性研究】

两头尖所含的白头翁素有强力心脏毒作用，原白头翁素 LD_{50} 为 0.6mg/kg；毛茛苷 LD_{50} 为 20mg/kg；两头尖总皂苷腹腔注射给药的 LD_{50} 为（ 1.41 ± 0.104 ）g/kg。

【使用禁忌】

孕妇禁用。

【附注】

两头尖为 2015 年版《中国药典》收载的有毒品种，规定使用剂量为 1～3g。外用适量。《本草纲目》在乌头项下收载有"乌喙即偶生两歧者，今俗呼为两头尖，因形而名，其实乃一物也"，因此该物容易与乌头类药物混淆而导致毒性事故的发生。

安全百科

使用有毒中药需要注意什么？

一般来说，有毒中药应用中需注意：

严格控制剂量　使用有毒药物时，必须根据患者的年龄、体质、病情轻重等，严格控制用量，终病即止，不可多服久服，以防过量或蓄积性中药中毒。

注意正确用法　有的宜入丸散，不宜煎服，如朱砂等；有的只供外用，禁止内服，如斑蝥等；有的入汤剂当久煎等，如乌头等。临床应用每因用法不当而引起中毒，如乌头、附子中毒，多因煎煮时间过短所致。

遵守炮制工艺　降低或消除药物的毒副作用是炮制的重要目的。因此，严格的炮制工艺，科学的品质标准，是临床安全用药的重要保证。制川乌、制草乌、制半夏、制天南星等，制后的毒性比生品大为降低。

需利用合理的配伍，避免配伍禁忌　通过药物配伍，可以达到一定减毒增效的作用。

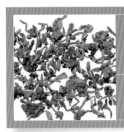

芫花

Yuanhua
GENKWA FLOS

【来源】

瑞香科植物芫花 *Daphne genkwa* Sieb. et Zucc. 的干燥花蕾。

【性味功效】

苦、辛，温；泻水逐饮；外用杀虫疗疮。

【历史沿革】

始载于《神农本草经》，列为中品。《名医别录》：有小毒……久服令人虚。《药性论》：有大毒。《本草纲目》：但可徐徐用之，不可过剂，泄人真元也。

【毒性研究】

芫花的毒性作用主要表现为对肠胃及皮肤黏膜的强烈刺激作用，其刺激性成分主要是芫花素。此外，芫花所含的二萜原酸酯类成分具有一定的肝毒性。

家兔皮内刺激实验显示，生芫花及其各种炮制品均有显著的皮内刺激性，各样品按刺激性由小到大，依次为醋炙芫花 < 醋煮芫花 < 高压蒸芫花 < 清蒸芫花 < 水煮芫花、生芫花。家兔眼结膜刺激实验显示芫花素及其类比醋炙品只有轻度刺激性，而芫花酯甲及其模拟醋炙品均有强烈的刺激性，刺激性均比 0.3% 冰醋酸液强，尤其芫花酯甲，滴眼后眼结膜红肿、充血、流泪、分泌物明显、眼闭，第 2 天开始逐渐恢复。

芫花萜乳剂与醇剂小鼠腹腔注射的 LD_{50} 分别为 1.8mg/kg 与 1.9mg/kg。芫花萜醇剂给孕猴每日腹腔注射 20 ~ 100mg/kg，连续 10 天，可见主要脏器有明显病变，因弥漫性和血管内凝血死亡。羊膜腔内注入芫花萜 0.2 ~ 0.8mg，可使孕猴在 1 ~ 3 天内完全流产，娩出的猴仔均已死亡，胎盘绒毛膜下有大量中性多核白细胞聚集，蜕膜细胞变性坏死。

采用腹腔注射芫花各样品 50% 渗滤液测定 LD_{50} 发现水煮芫花、醋煮芫花、生芫花、高压蒸芫花、清蒸芫花、醋炙芫花、芫花酯甲和模拟醋炙芫花酯甲的 LD_{50} 分别为 12.3g/kg、19.9g/kg、28.3g/kg、29.5g/kg、31.6g/kg、39.8g/kg、0.0015g/kg 和 0.0025g/kg。芫花素及其模拟醋炙品的 LD_{50} 则均大于 4g/kg，可见芫花酯甲比芫花毒性大 188680 倍，醋炙芫花酯甲比芫花毒性大 113636 倍，芫花酯甲的毒性是醋炙芫花酯甲的 1.66 倍，说明醋制能降低芫花的毒性。

【使用禁忌】

孕妇禁用；不宜与甘草同用。

【附注】

芫花为 2015 年版《中国药典》收载的有毒品种，规定芫花使用剂量为 1.5 ~ 3g。醋芫花研末吞服，一次 0.6 ~ 0.9g，一日 1 次。外用适量。

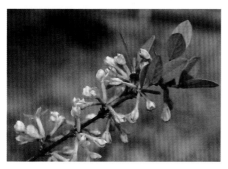

芫花 *Daphne genkwa* Sieb.et Zucc.

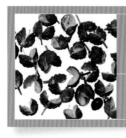

花椒

Huajiao
ZANTHOXYLI PERICARPIUM

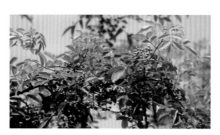

花椒 *Zanthoxylum bungeanum* Maxim.

【来源】

芸香科植物青椒 *Zanthoxylum schinifolium* Sieb. et Zucc. 或花椒 *Zanthoxylum bungeanum* Maxim. 的干燥成熟果皮。

【性味功效】

辛，温；温中止痛，杀虫止痒。

【历史沿革】

《神农本草经》记载"秦椒"为下品，"蜀椒"为中品。《名医别录》：秦椒生温，熟热，有毒……蜀椒，大热。《药性论》：味苦辛，有小毒。据现代学者考证秦椒和蜀椒均应为今之芸香科花椒属植物花椒 *Z. bungeanum* Maxim.。

【毒性研究】

花椒的毒性较小，其中挥发油是其主要的毒性成分。

花椒水提取液小鼠灌胃给药后，不同程度地出现精神萎靡、行动迟缓、闭眼、少动、四肢僵直、抽搐等症状。动物死亡出现在 $0.5 \sim 24$ 小时之间，死前有抽搐、惊厥，甚至窜跳等反应，死后皮肤变乌；存活动物于 24 小时后恢复正常；采用简化机率单位法计算出花椒的 LD_{50} 为 $(51.14 \pm 4.47)g/kg$。

采用灌胃、腹腔、肌肉和皮下 4 种给药途径观察小鼠给予花椒挥发油的死亡率，按寇氏法计算 LD_{50}。结果显示小鼠 1 次灌胃、腹腔、肌肉和皮下注射给予花椒挥发油的 LD_{50} 分别为 $2.27g/kg$、$2.03g/kg$、$4.64g/kg$、$5.32g/kg$，致死剂量给予花椒挥发油后小鼠可见行动迟缓、嗜睡、腹泻、心律和呼吸减慢、四肢抽搐等症状，一般 72 小时内死亡。

茵芋碱小鼠的 LD_{50} 为 $150 \sim 250mg/kg$。致突变研究显示，花椒对 TA98 菌呈阳性反应，对 TA100 作用较弱。

【使用禁忌】

孕妇慎用；阴虚火旺者忌服。

【附注】

2015 年版《中国药典》没有记载其毒性，规定花椒使用剂量为 $3 \sim 6g$。外用适量，煎汤熏洗。

安全百科

如何查阅中药毒性及不良反应的资讯？

可通过以下网路查阅中药毒性及不良反应的资讯：

国家食品药品监督管理局药品评价中心国家药品不良反应监测中心 http://www.cdr-adr.org.cn

国家食品药品监督管理局国家市场监督管理总局 samr.cfda.gov.cn

植物药

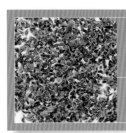

南鹤虱

Nanheshi
CAROTAE FRUCTUS

【来源】

伞形科植物野胡萝卜 *Daucus carota* L. 的干燥成熟果实。

【性味功效】

苦、辛，平；杀虫消积。

【历史沿革】

始载于《救荒本草》。《浙江药用植物志》：辛、苦、平，有小毒。

【毒性研究】

未见有关报道。

【使用禁忌】

尚不明确。

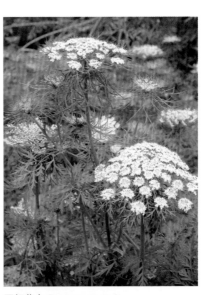

野胡萝卜 *Daucus carota* L.

【附注】

南鹤虱为 2015 年版《中国药典》收载的有小毒品种，规定南鹤虱使用剂量为 3 ~ 9g。

女性妊娠期间服用中药需要注意什么?

女性妊娠期间对于泻下药、活血药、芳香走窜以及热性较强的药物反应敏感,有引起早产、流产、伤胎等危险。妊娠早期禁用致畸、致突变可能的中药。

2015 年版《中国药典》(一部)正文所收载的妊娠禁忌中药进行共有 98 种。

植物类妊娠禁忌中药有:阿魏、巴豆、巴豆霜、白附子、冰片、草乌、草乌叶、常山、川牛膝、川乌、大黄、大皂角、丁公藤、莪术、番泻叶、飞扬草、附子、干漆、甘遂、桂枝、黑种草子、红大戟、红花、虎杖、华山参、急性子、金铁锁、京大戟、瞿麦、卷柏、苦楝皮、两头尖、凌霄花、漏芦、芦荟、马兜铃、马钱子、马钱子粉、没药、牡丹皮、木鳖子、闹羊花、牛膝、片姜黄、蒲黄、千金子、千金子霜、牵牛子、肉桂、乳香、三棱、三七、商陆、苏木、桃仁、天花粉、天南星、天然冰片、天山雪莲、天仙子、甜瓜蒂、通草、王不留行、西红花、芫花、洋金花、益母草、薏苡仁、罂粟壳、禹州漏芦、郁李仁、枳壳、枳实、制草乌、制川乌、制天南星、猪牙皂共 77 种。

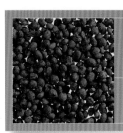

急性子

Jixingzi

IMPATIENTIS SEMEN

【来源】

凤仙花科植物凤仙花 *Impatiens balsamina* L. 的干燥成熟种子。

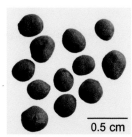

0.5 cm

急性子

【性味功效】

微苦、辛，温；破血，软坚，消积。

【历史沿革】

始载于《救荒本草》。《本草纲目》：微苦，温，有小毒。《本草再新》：味苦辛，性凉，有毒。

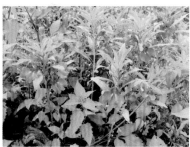

凤仙花 *Impatiens balsamina* L.

【毒性研究】

急性子的毒性成分主要是挥发油。急性子挥发油提取物灌胃 0.04mL/g（油量／体重），24 小时内连续 2 次给药，间隔 8 小时，结果在给药当天，与对照组相比，给药组小鼠大量汗出，皮毛湿润，黏结，躁动不安；第 2 天，依然汗出，但排汗量有所减少，精神兴奋、躁动，饮食减少；第 3 天，小鼠汗出停止，不再躁动，精神转而萎靡，嗜睡，饮食量少；第 5 天，小鼠精神状态有所好转。继续观察，小鼠状态渐渐恢复，7 天内未见有中毒死亡的小鼠，研究显示急性子挥发油对小鼠的 LD_{50} 大于 72g/（kg·d）（急性子油的浓度为 0.9g/mL），相当于急性子生药约为 360g/(kg·d)。

【使用禁忌】

急性子具有兴奋子宫和抗生育作用，孕妇慎用。

【附注】

急性子为 2015 年版《中国药典》收载的有小毒品种，规定急性子使用剂量为 3 ~ 5g。

中老年人服中药应注意什么？

老年人特点： 脏器功能退化，新陈代谢减慢，容易发生药品不良反应；常常身患一种以上的疾病；有些长期服用保健食品、滋补性药品。

所以老年人用药要特别慎重，不要选用不良反应多的药，适当降低用药剂量，避免长期用药，还要尽量避免不良的药物相互作用。具体而言主要包括如下几方面：

用药剂量： 一般与成人剂量相比，60 ~ 69 岁用量为 3/4，70 ~ 79 岁用药量为 3/5，80 ~ 89 岁为 1/2，90 岁以上老年人，可参照小儿剂量投药。

用药配伍： 不宜使用发汗力强的解表药、过于寒凉的清热药，用泻下药要适当配以补气药，以免损伤正气，用补益药的剂量宜轻，然后逐渐增加，以免虚不受补。

例： 久服滋补养血药熟地、阿胶，易致碍胃，宜加少量砂仁、枳壳。久服益气升阳药人参、黄芪等，易致中焦气盛，以致满闷不适，宜加少量莱菔子、陈皮等。

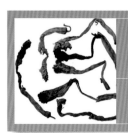

洋金花

Yangjinhua
DATURAE FLOS

【来源】

茄科植物白花曼陀罗 *Datura metel* L. 的干燥花。

【性味功效】

辛，温；平喘止咳，解痉定痛。

【历史沿革】

始载于《癸辛杂识》：汉北回回地方，有草名押不芦，以少许磨酒饮，即通身麻痹而死，加以刀斧亦不知，至三日，则以少药投之即活，御药院中亦储之。《滇南本草》：有毒。《本草纲目》：此花笑采酿酒饮，令人笑；舞采酿酒饮，令人舞。予尝试之，饮须半酣，更令一人或笑或舞引之，乃验也。《本草便读》：大毒。

【毒性研究】

洋金花的毒性成分主要是莨菪碱型生物碱成分。中毒症状主要表现为副交感神经阻断症状：口干、恶心呕吐、皮肤潮红、心率及呼吸加快、瞳孔放大、视物模糊等；中枢神经系统症状：步态不稳、嗜睡、意识模糊、谵妄、大小便失禁、狂躁不安甚至抽搐等。

洋金花注射液小鼠静脉注射的 LD_{50} 为 8.2mg/kg。洋金花总生物碱犬静脉注射的最小致死量约为 75 ~ 80mg/kg，以 2.5mg/kg 给家犬静脉注射给药一次，三天后处死，其心、肝、脾、肾、脑等 13 种脏器与对照组比较均未见明显的形态差异。

洋金花总生物碱被吸收后，可通过胎盘进入胎儿循环。犬和小鼠实验表明其对生殖功能和胎儿均无影响。经洋金花总生物碱处理的体外细胞或者治疗的患者姐妹染色单体互换率均有非常显著地增加，这反映了洋金花总碱能诱发DNA损伤；同时处理后的体外细胞染色体畸变率增加亦非常显著。洋金花总生物碱还能非常显著增加小鼠骨髓多染红细胞微核率，显示洋金花总生物碱能诱发染色体严重损伤。

【使用禁忌】

孕妇、外感及痰热咳喘、青光眼、高血压及心动过速患者禁用。

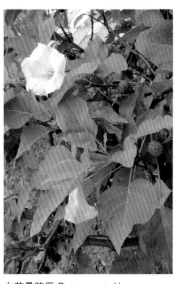

白花曼陀罗 *Datura metel* L.

【附注】

洋金花为卫生部规定的毒性药品管理品种，亦是香港《中医药条例》附表1规定的毒性中药材。洋金花为2015年版《中国药典》收载的有毒品种，规定洋金花使用剂量为0.3 ~ 0.6g，宜入丸散；亦可作卷烟分次燃吸（一日量不超过1.5g）。外用适量。对洋金花中毒不良事件的文献分析显示洋金花的鲜花、叶、果实、种子、干花、煎剂均能使人中毒，中毒原因主要为误食，服用民间偏方剂量过大或误服错配处方。

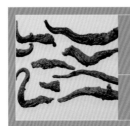

红大戟

Hongdaji
KNOXIAE RADIX

【来源】

茜草科植物红大戟 *Knoxia valerianoides* Thorel et Pitard 的干燥块根。

【性味功效】

苦，寒；泻水逐饮，消肿散结。

【历史沿革】

以红芽大戟一名始载于《药物出产辩》：红芽大戟产广西南宁。《广西中药志》：非气壮实者禁用。《全国中草药汇

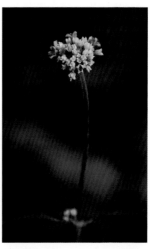

红大戟
Knoxia valerianoides Thorel et Pitard

编》：不宜与甘草同用；孕妇及体质虚寒者忌服。红大戟是近代从广西一带地方性用品上升到主流的一个品种。

【毒性研究】

红大戟的毒性成分为蒽醌类成分。

在急性毒性预实验中，红大戟水提物、醇提物组未见小鼠死亡，LD_{50} 值难以测出，推测红大戟急性毒性不明显。红大戟水提物和红大戟醇提物对家兔双眼均无刺激性。

【使用禁忌】

尚不明确。

【附注】

红大戟为 2015 年版《中国药典》收载的有小毒品种，规定红大戟使用剂量为 1.5 ~ 3g，入丸散服，每次 1g；内服醋制用。外用适量，生用。

安全百科

婴幼儿能吃中药吗？

由于儿童的肝肾系统还处于发育阶段，并未完全发挥其功效。因此不论是使用中药还是西药，也应该作出相应的调整，避免酿成意外。通常而言，儿童是能够使用中药作为防治疾病的方法。但是，以下列举在使用中药时的注意事项：

服药药量 儿童胃容量小，对药物的反应灵敏。应用中药时，需随年龄、个体差异、病情轻重等做出剂量调整。辛热、苦寒、攻伐之品用量须谨慎。如麻黄、附子、大黄、巴豆、黄连等。一般用药量，与成人相比，新生儿用 1/6；婴儿用 1/4；幼儿可用 1/3；学龄前儿童可用 1/2；学龄期儿童可用 3/4。煎煮汤药时，酌情减量，避免造成儿童呕吐、呛咳，影响治疗。

服药时间 两餐（或两次喂奶）之间服药有利于药物充分吸收和利用。饭前服药容易刺激胃肠黏膜，饭后服药容易造成呕吐等不良反应。根据儿童耐受情况，少量多次喂服更好。

服药方法 确保温度合适，以免过热烫伤儿童咽喉、食道、胃黏膜等，或过凉造成胃部不适。服药后稍事休息，以利于药物吸收，活动量过大可能引发呕吐。对儿童灌服中药汤剂，需送药至舌根部或舌两侧，避免呛入气管。可适当添加矫味剂。

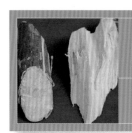

苦木

Kumu

PICRASMAE RAMULUS ET FOLIUM

【来源】

苦木科植物苦木 *Picrasma quassioides* (D.Don) Benn. 的干燥枝和叶。

【性味功效】

苦，寒；清热解毒，祛湿。

【历史沿革】

《四川中药志》：性寒，味苦，有毒。《南方主要有毒植物》：苦木，有毒部位：根皮、树皮及叶。中毒症状：食多量，引起咽喉、胃部疼痛，呕吐、下泻，眩晕、抽搐，严重者休克。《广西本草选编》：味苦，性寒，有小毒。

【毒性研究】

苦木的毒性成分主要是生物碱类成分。

苦木总生物碱给雄性小鼠灌胃的 LD_{50} 为 1590±40mg/kg，给雄性小鼠和雌性小鼠腹腔注射的 LD_{50} 分别为 600±33mg/kg，210±7mg/kg。小鼠灌胃苦木总生物碱的 LD_{50} 为 1.971g/kg，约相当于成人日用量的 6350 倍；小鼠给予较大剂量药物出现活动降低、站立不稳、闭眼不动、呼吸平稳等毒性症状和体征，给药后 4 小时内死亡。小鼠一次性腹腔注射苦木总生物碱 750mg/kg，观察 72 小时无死亡；苦木总生物碱对大鼠生长、发育、肝肾功能、血象及实质性器官心、肝、脾、肺、肾未见明显影响。

大鼠连续 2 周皮下注射苦木总碱 40mg/kg，每天 1 次，停药后第 2 天大鼠解剖，心、肝、脾、肺、肾等脏器未见异常。给 3 只狗连续 2 周肌注苦木总碱 5mg/kg，每天 1 次，大鼠心、肝、脾、肺、肾及血象、肝肾功均正常。给 3 只狗连续 1 周静注苦木总碱 2mg/kg，每天 1 次，大鼠血清 ALT 升高，停药 1 周后恢复正常。

【使用禁忌】

易过敏人士慎用。

【附注】

苦木为 2015 年版《中国药典》收载的有小毒品种，规定苦木使用剂量为枝 3 ~ 4.5g; 叶 1 ~ 3g。外用适量。

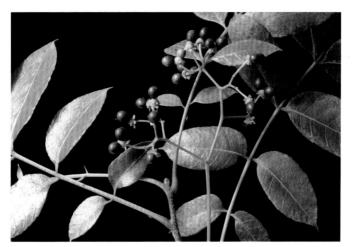

苦木 *Picrasma quassioides* (D.Don) Benn.

安全百科

过敏体质者使用中药安全吗？

中草药过敏反应表现各异，机理也不完全相同，有待进一步研究。

中药里的虫类药物较容易引起过敏，临床上对此也有较多认识。植物类中药引起的过敏也不少见。许多花粉（如槐树花、柳树花、椿树花等）是重要的过敏原。花粉之间具有共同的抗原，尤其同科属花粉，它们之间可发生交叉反应。补骨脂、白芷、天竺黄、荆芥、防风、沙参等具有光敏性的中药，患者服用后对光敏感性增加，可能出现日光性皮炎等，在临床应用中也需格外注意。

过敏体质者用药前需详细询问过敏史，避免同类别抗原药物引起再次过敏。

既往有过敏反应报道的中药举例：

中药材：穿心莲、黄柏、鸦胆子、紫草、蒲公英、槐花、胖大海、灵芝、一见喜、川贝母、大黄、大蒜、大青叶、千里光、马鞭草、代赭石、五味子、天花粉、金银花、丹参、毛冬青、艾叶、蒺藜、乌贼骨、红花、当归、冰片、苦参、板蓝根、鱼腥草、青蒿、一点红、入地金牛、四季青、莽草、紫云英、蓖麻子、鹿茸、满山香、楮树、五味子、人参、地龙、大腹皮、熟地黄、马勃、柴胡、肿节风、酸枣仁、龙眼肉、莲子肉、益母草、葛根、乳香、没药、牡蛎、瓦楞子、小茴香、壁虎、蟾蜍、地龙、蚕蛹等。

中药复方：六神丸、藿香正气丸、银翘解毒片、牛黄解毒丸、安神补心丸、参茸丸、排积丸、安神补脑丸、丹参舒心片、小活络片、平热散、牛黄散、巴豆雄黄散、珍珠散、益母膏、金不换膏、天王补心丹、参茸木瓜酒、舒筋活血药酒、川贝枇杷露、当归六黄汤、复方茵陈汤、复方地龙、复方丹参片、复方柴胡、复方心舒宁等。

狼毒

Langdu
EUPHORBIAE EBRACTEOLATAE RADIX

【来源】

大戟科植物月腺大戟 *Euphorbia ebracteolata* Hayata 或狼毒大戟 *Euphorbia fischeriana* Steud. 的干燥根。

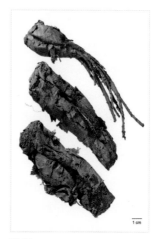

狼毒

【性味功效】

辛，平；散结，杀虫。

【历史沿革】

始载于《神农本草经》，列为下品。《名医别录》：有大毒。《药性论》：有毒。《滇南本草》：有小毒……连皮吃，令人大泻；连心吃，令人大吐；心皮俱吃，令人吐泻。据考证，自宋代以来，主流本草记载的狼毒应该为瑞香狼毒 *Stellera chamaejasme* L.。

【毒性研究】

狼毒大戟水提物和醇提物一次腹腔注射的LD$_{50}$为275.9g/kg和171.96g/kg，腹腔注射水提物40g/kg与20g/kg，每天1次，连续10天，均未发现小鼠死亡；用镇江产的狼毒大戟水和醇提物灌胃小鼠，LD$_{50}$为803±224g/kg和172±7g/kg，对小鼠每天分别灌胃125g/kg与50g/kg，连续14天，脏器镜检未发现，重要病理变化；家兔灌胃醇提物8.4g/kg，连续90天，动物无明显变化。狼毒大戟水提物对小鼠致突变作用的实验中发现，小鼠对狼毒大戟水提物最大耐受剂量大于 360g/kg，在高 (360g/kg)、中 (180g/kg) 剂量时，狼毒大戟水提物对小鼠具有明显的致突变作用，对生殖细胞产生明显的毒性，随剂量的增加有增加的趋势，但剂量反应关系不明显，而在低剂量时未见有毒性。狼毒大戟超临界二氧化碳萃取物（受试药物 I）与所剩残渣的醇提取物（受试药物 II）对小鼠单次灌胃给药的毒性试验显示给受试药物 I 后部分小鼠出现中毒反应并死亡，计算 LD_{50} 为 2.05g/kg，LD_{50} 的 95% 可信限为 1.77 ~ 2.37g/kg。死亡动物尸检，发现所有死亡小鼠均出现胃胀症状，十二指肠色黑，少数充血，其他主要脏器肉眼未见明显改变；经超临界二氧化碳萃取之后所剩残渣的醇提取物的毒性不大，其 $LD_{50} > 10.0g/kg$。

来源于月腺大戟的生狼毒和醋制狼毒水提取物给小鼠灌胃，结果发现生狼毒高剂量组 (23.4g/kg) 有 4 只小鼠出现局部胃黏膜上皮细胞坏死、脱落，小灶状出血，病变率为 66.7%；生狼毒中剂量组 (11.7g/kg) 有 2 只小鼠出现局部胃黏膜上皮细胞坏死、脱落，病变率为 33.3%；而醋狼毒各组均未见明显病变，表明狼毒经醋炙后对小鼠胃黏膜的刺激性显著减弱。在月腺大戟注射液动物急性毒性试验中发现，用药 30 分钟后实验小鼠的毒性反应开始出现，主要表现为活动减少、步态异常，多数小鼠死亡于给药第 1 天，未见明显的主要脏器变化和病理学改变，LD_{50} 为 291.68g/kg，说明月腺大戟注射液毒性较低。另有研究发现，高剂量 (288g/kg) 月腺大戟水提物对小鼠脾脏、肾脏和心脏具有毒性作用；水提物组的微核率和精子畸变率实验表明，月腺大戟水提物在中、高剂量 (144g/kg 和 288g/kg) 下有致突变和生殖毒性作用，但在低剂量 (77g/kg) 下未发现明显毒性作用。

【使用禁忌】

不宜与密陀僧同用。内服宜慎，体弱及孕妇忌用。

【附注】

　　生狼毒为卫生部规定的毒性药品管理品种，亦是香港《中医药条例》附表1规定的毒性中药材。狼毒为2015年版《中国药典》收载的有毒品种，规定醋制狼毒熬膏外敷。狼毒内服或误用容易中毒，出现腹泻等消化道刺激症状，或呼吸麻痹，皮肤刺激症状等，孕妇可致流产，重者可致休克死亡。

　　对瑞香狼毒总黄酮进行动物毒性试验，结果表明小白鼠灌胃LD_{50}为524.81mg/kg，其平均可信限为524.81±142.39mg/kg；家兔耳静脉注射75mg/kg后主要表现为角弓反张、痉挛抽搐、呼吸困难，心电图显示心力衰竭现象；麻醉家兔耳静脉注射25mg/kg后出现呼吸、脉搏减慢及短暂的脉压增大，随后脉压消失；家兔灌胃700mg/kg后出现腹痛、腹泻和体温下降，病理变化以各脏器淤血、胃肠道出血、肺气肿及心肌纤维、肝细胞和肾小管上皮细胞颗粒变性为特性；对家兔离体肠道运动有抑制作用，皮肤原发刺激指数为2.89，属中等刺激物。瑞香狼毒石油醚提取物0.05g/kg注射小鼠腹腔，引起惊厥死亡；小鼠腹腔注射瑞香狼毒氯仿提取物0.4g/kg，小鼠出现四肢无力，伏地惊厥死亡。瑞香狼毒正丁醇提取的总黄酮提取物的LD_{50}为1.98g/kg，瑞香狼毒黄酮类物质之一狼毒素腹腔一次给药的LD_{50}是8.22g/kg。也有研究瑞香狼毒急性毒性发现未测出LD_{50}，最大耐受量为96g/kg，相当于临床用量的240倍，认为瑞香狼毒无明显急性毒性，临床使用比较安全。给小鼠分别灌服适量浓度的瑞香狼毒生品及醋制品，一日灌服给药2次，间隔时间为4小时，连续观察7天，结果显示狼毒生品最大耐受量为(生药)19.90g/kg，狼毒醋制品最大耐受量为(生药)28.98g/kg。

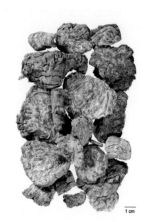

狼毒

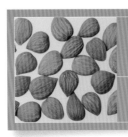

苦杏仁

Kuxingren
ARMENIACAE SEMEN AMARUM

【来源】

蔷薇科植物山杏 *Prunus armeniaca* L. var. *ansu* Maxim.、西伯利亚杏 *Prunus sibirica* L.、东北杏 *Prunus mandshurica* (Maxim.) Koehne 或杏 *Prunus armeniaca* L. 的干燥成熟种子。

【性味功效】

苦，微温；降气止咳平喘，润肠通便。

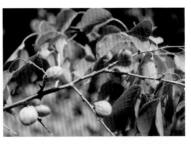

山杏 *Prunus armeniaca* L. var. *ansu* Maxim.

【历史沿革】

以杏核仁之名始载于《神农本草经》，列为中品。《名医别录》：杏核，味苦，冷利，有毒。《千金方》：杏仁不可久服，令人目盲发落。《汤液本草》：有小毒。

【毒性研究】

苦杏仁的主要化学成分苦杏仁苷，可在胃酸作用下分解出氢氰酸，少量的氢氰酸具有镇咳平喘作用，而大量的氢氰酸则会作用于细胞内代谢酶系统，引起组织缺氧，并损害中枢神经系统。

研究不同炮制方法对苦杏仁毒性的影响结果显示，给两组小鼠分别灌胃炒苦杏仁、燀苦杏仁溶液，给药 0.5 小时左右出现少动、呼吸急促等症状，1 小时左右出现兴奋、震颤，约 3 小时呼吸极弱，卧而不动，最后出现抽搐挣扎而死亡。多数死亡小鼠中毒症状及时间相似，死亡小鼠解剖心、肝、肾、脑等组织均无明显病理改变，测得 LD_{50} 分别为 10.7709g/kg 和 14.8812g/kg。

苦杏仁苷大鼠静脉注射的 LD_{50} 为 25g/kg，腹腔注射为 8g/kg，灌胃给药为 0.6g/kg。小鼠静脉注射苦杏仁苷 500mg/kg，动物 100% 存活，而相同剂量灌胃，48 小时内中毒死亡达 80%。

研究胃肠道菌群在苦杏仁苷引起氰化物毒性中的作用中发现，普通大鼠口服给予 600mg/kg 苦杏仁苷，出现昏睡、呼吸困难、痉挛，在 2 ~ 5 小时内出现死亡，血中氰化物浓度高达 2.6 ~ 4.5mg/mL；无菌大鼠给予相同剂量药物未表现出任何毒性反应迹象，其中血中氰化物浓度低于 0.4mg/mL，与正常未服苦杏仁苷大鼠无明显差异，显示苦杏仁苷被肠道微生物水解产生较多的氢氰酸所致毒性较大。

采用经典的急性毒性实验方法进行小鼠急性毒性的比较研究发现，麻黄、杏仁、麻黄 – 杏仁（1∶0.5）、麻黄 – 杏仁（1∶1）和麻黄 – 杏仁（1∶2）的 LD_{50} 分别为 93.78g/kg、29.19g/kg、53.49g/kg、62.44g/kg、73.68g/kg，可见，麻黄 – 杏仁配伍使用，当配伍比例为 1∶1 和 1∶2 时，能达到降低苦杏仁毒性的作用。

【使用禁忌】

阴虚咳嗽者忌用，婴儿慎用。不宜与麻醉、镇静止咳剂等药物同用，可能会引起严重的呼吸中枢抑制，甚至使病人死于呼吸衰竭。

【附注】

苦杏仁为 2015 年版《中国药典》收载的有小毒品种，规定苦杏仁使用剂量为 5 ~ 10g，生品入煎剂后下。内服不宜过量，以免中毒。

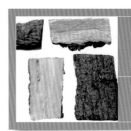

苦楝皮

Kulianpi
MELIAE CORTEX

【来源】

楝科植物川楝 *Melia toosendan* Sieb. et Zucc. 或楝 *Melia azedarach* L. 的干燥树皮和根皮。

【性味功效】

苦，寒；杀虫，疗癣。

【历史沿革】

始载于《备急千金要方》。《日华子本草》：苦，微毒。《新修本草》：此有两种，有雄有雌。雄者根赤无子有毒，服之多使人吐不能止，时有至死者。雌者根白有子微毒，用当取雌者。

【毒性研究】

苦楝皮的主要毒性成分为川楝素。苦楝皮过量服用轻者出现头痛、头晕、恶心、呕吐、腹痛等症状，重者可出现内脏出血、中毒性肝炎、精神失常、呼吸中枢麻痹，甚至休克、昏迷死亡。

给小鼠灌服苦楝皮甲醇提取物，给药后观察 24 小时内，约有半数动物出现惊厥死亡，此外还有胃肠道痉挛、淡漠、拒食、拒水和体温降低，但多数在 24 小时内恢复。

小鼠 1 次灌胃川楝素的 LD$_{50}$ 为 479.6 ± 63.43mg/kg，大鼠为 120.67 ±38.5mg/kg；10mg/kg 灌胃可致动物呕吐或腹泻，20 ～ 40mg/kg 则可见胃黏膜肿胀与溃疡，连续应用可见肝细胞变性，转氨酶升高，服用大量中毒死亡的主要原因为急性循环衰竭。

川楝素对胃具有刺激性，20 ～ 40mg/kg 给大鼠灌胃，能使胃黏膜发生水肿、炎症及溃疡；8 ～ 10mg/kg 给狗灌胃发生呕吐，呕吐多发生在给药后 3 ～ 6 小时。大剂量川楝素能伤害肝脏，10mg/kg 给狗灌胃，可引起肝细胞肿胀变形、肝窦极度狭窄、小鼠血浆 ALT 升高，并随单次剂量的增加而增加，但一般无广泛性的肝细胞坏死现象，故为可逆性的。

【使用禁忌】

孕妇、肝肾功能不全、胃溃疡患者慎用。

【附注】

苦楝皮为 2015 年版《中国药典》收载的有毒品种，规定苦楝皮使用剂量为 3 ～ 6g。外用适量，研末，用猪脂调敷患处。

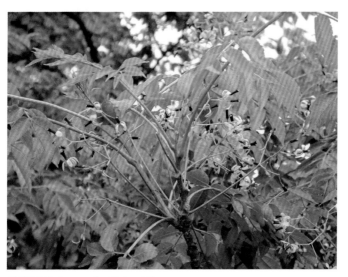

川楝 *Melia toosendlan* Sieb. et Zucc.

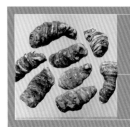

重楼

Chonglou
PARIDIS RHIZOMA

【来源】

百合科植物云南重楼 *Paris polyphylla* Smith var. *yunnanensis* (Franch.) Hand. –Mazz. 或七叶一枝花 *Paris polyphylla* Smith var. *chinensis* (Franch.) Hara 的干燥根茎。

【性味功效】

苦，微寒；清热解毒，消肿止痛，凉肝定惊。

【历史沿革】

以蚤休之名始载于《神农本草经》，列为下品。《名医别录》：有毒。《本草纲目》：有毒。《本草从新》：苦寒之品，中病即止，不宜多用。《本草汇言》：但气味苦寒，虽云凉血，不过为痈疽疮疡血热致疾者宜用，中病即止，又不可多服久服。《朱良春用药经验》：现时一般皆谓七叶一枝花有毒，应慎用，其实，其毒性甚微，不必畏忌，惟苦寒之品易伤中阳，故脾胃虚寒者用之宜慎而已。

【毒性研究】

重楼的毒性成分主要是皂苷类成分。重楼总皂苷小鼠口服的 LD_{50} 为 $4300 \pm 190mg/kg$，腹腔注射的 LD_{50} 为 $144.5 \pm 23.90mg/kg$，皮下注射的 LD_{50} 为 $365.5 \pm 26.30mg/kg$。

大鼠亚急性毒性实验中总皂苷用量为 $265 mg/kg$ 时，肝细胞有坏死现象。重楼皂苷的小鼠灌胃给药的 LD_{50}

为 2.68g/kg，具有一定的肝细胞毒作用，对肝线粒体细胞膜有破坏作用；中毒时可见肝组织内有散在组织坏死，周围肝细胞体积增大。

从重楼中分离纯化获得的偏诺皂苷（PHAC-A）和薯蓣皂苷（PHAC-B）体外均具抗生育活性，二者均能明显降低雄性小鼠的精子活力，PHAC-B 在终浓度为 40μg/mL 时可将精子基本杀死，而 PHAC-A 在同样浓度时还有部分精子存活；表明云南重楼具有抗生育功效。

【使用禁忌】

易过敏人士慎用。

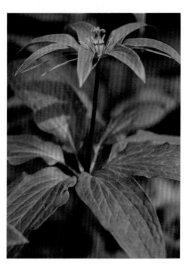

七叶一枝花 *Paris polyphylla* Smith var. *chinensis* (Franch.) Hara

【附注】

重楼为 2015 年版《中国药典》收载的有小毒品种，规定重楼使用剂量为 3 ~ 9g。外用适量，研末调敷。

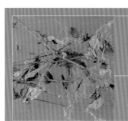

飞扬草

Feiyangcao

EUPHORBIAE HIRTAE HERBA

【来源】

大戟科植物飞扬草 *Euphorbia hirta* L. 的干燥全草。

【性味功效】

辛、酸，凉；清热解毒，利湿止痒，通乳。

【历史沿革】

始载于《岭南采药录》。《岭南采药录》《生草药性备要》《广东中药志》《常用中草药手册》和《全国中草药汇编》中均未记载其毒性。《广西本草选编》《南方主要有毒植物》指出其有小毒。

【毒性研究】

飞扬草的毒性成分尚未明确。初步毒性试验显示飞扬草水提物给小鼠灌胃 24 小时 1 次，观察 14 天，发现小鼠无死亡，无明显中毒反应，测定其最大受试药物量为生药 117.69g/kg，相当于 60kg 体重的人用量的 784 倍，此剂量下未观察到飞扬草水提物的急性毒性反应。

雄性小鼠口服飞扬草水提取液 400mg/kg 连续 14 天，发现飞扬草水提取液能不同程度导致睾丸变性，减小平均精细小管直径，显示飞扬草水提取液对小鼠睾丸及附属器官有害。

【使用禁忌】

孕妇慎用。

【附注】

  飞扬草为 2015 年版《中国药典》收载的有小毒品种，规定飞扬草使用剂量为 6 ~ 9g。外用适量，煎水洗。曾有报道指出，本品过量服用能引起肠蠕动，出现腹泻、腹痛等，提出本品不能过量服用。

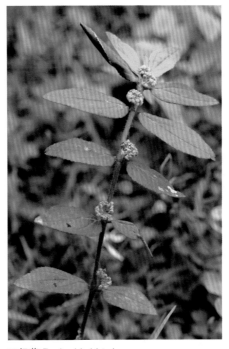

飞扬草 *Euphorbia hirta* L.

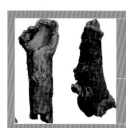

香加皮

Xiangjiapi
PERIPLOCAE CORTEX

【来源】

萝摩科植物杠柳 *Periploca sepium* Bge. 的干燥根皮。

【性味功效】

辛、苦，温；利水消肿，祛风湿，强筋骨。

【历史沿革】

始载于 1977 版《中国药典》在早期本草书籍中，一般只收载五加皮，香加皮是否在古代作为五加皮使用一直存在争议。《神农本草经》收载五加皮，列为中品。香加皮与五加皮常混淆使用，从而导致中毒事故的发生。

【毒性研究】

香加皮的毒性成分主要是强心苷类成分，其中杠柳毒苷是主要毒性成分之一。杠柳毒苷灌胃给药小鼠最大耐受量 (MTD) 为 103mg/kg；杠柳毒苷腹腔注射给药小鼠 LD_{50} 为 15.20mg/kg；杠柳毒苷引起豚鼠半数出现心电异常的剂量为 0.39mg/kg。其中含杠柳毒苷 159.552mg/kg 的香加皮水提取物小鼠灌胃，出现的小鼠死亡最多，死亡率达 70%；给药后小鼠出现活动减少，行走不稳，俯卧不动，震颤，抽搐，翻滚等毒性反应，小鼠死亡均发生于 48 小时之内。

对香加皮不同组分进行小鼠急性毒性大小进行比较研究发现，香加皮不同组分对小鼠急性毒性强度为：醇提组分

> 水提组分 > 全组分，全组分 MTD 值为 16.0g（kg·d），水提组分与醇提组分 LD_{50} 按含生药量计算分别为 93.578g/（kg·d）和 61.388g/（kg·d）各分别相当于 70 公斤人日用量的 186.6、1091.8 和 716.2 倍。香加皮配方颗粒的腹腔注射和灌胃口服的小鼠 LD_{50} 分别为生药 10. 35 (9.66 ~ 11.10) g/kg 和生药 89.11(85.44 ~ 92.44)g/kg，结果还显示，香加皮配方颗粒有急性毒性和低蓄积毒性并可导致心电图异常改变。香加皮生药制剂给猫灌胃时 1g/kg 的剂量可致死，其粗苷的家鸽最小致死量为 2.62 ± 0.11mg/kg，其粗制剂给家兔大剂量（14mg/kg 及 20mg/kg），一次耳静脉注射时可显示强心苷的中毒特征。

【使用禁忌】

不宜过量服用。

【附注】

香加皮为 2015 年版《中国药典》收载的有毒品种，规定香加皮使用剂量为 3 ~ 6g。临床上香加皮不良反应主要有恶心、呕吐、腹泻等胃肠道症状，以及心率减慢、早博、房室传导阻滞等心律失常表现。

植物药

107

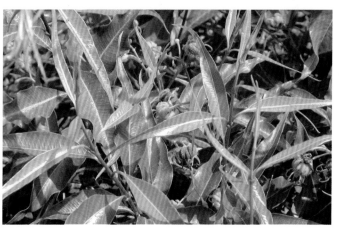

杠柳 *Periploca sepium* Bge.

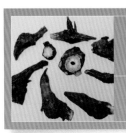

草乌

Caowu
ACONITI KUSNEZOFFII RADIX

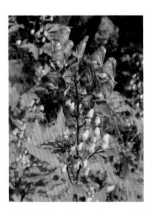

北乌头 *Aconitum kusnezoffii* Reichb.

【来源】

毛茛科植物北乌头 *Aconitum kusnezoffii* Reichb. 的干燥块根。

【性味功效】

辛、苦，热；祛风除湿，温经止痛。

【历史沿革】

乌头始载于《神农本草经》，列为下品。宋代《宝庆本草折衷》始将草乌头分立专条。《本草必用》：有大毒。《务中药性》：有毒……然至毒，无所酿制，非风顽急疾，不可轻投……熬膏名射罔，涂箭射兽，见血立死。

【毒性研究】

草乌的毒性成分与川乌、附子相同，主要为双酯二萜类生物碱，即乌头碱、次乌头碱和中乌头碱。其毒理作用与川乌、附子相同。

生草乌粉末、诃子制草乌粉末、诃子草乌配伍煎液、诃子制草乌煎液、生草乌煎液灌胃小鼠的 LD_{50} 分别为 0.7009g/kg、1.1690g/kg、2.5600g/kg、4.0000g/kg、15.3200g/kg；药典法制草乌粉末、药典法制草乌水煎液最大给药量为 20g/kg 和 64g/kg。

应用大鼠着床后体外全胚胎培养模型，将 9.5 天 SD 大鼠胚胎与含不同浓度生草乌的大鼠即刻离心血清共培养 48 小时，结果发现随着生草乌剂量增加，胚胎生长发育和器官分化的各项指标均呈现下降趋势，有一定的剂量－效应关系。生草乌最大无作用剂量为生药 1.25mg/mL。生药 2.5mg/mL 以上剂量可诱发卵黄囊生长和血管分化不良、生长迟缓及形态分化异常，严重者出现体节紊乱、小头、心脏发育迟滞（心小，停留在心管期）及心脏空泡等，显示较高剂量生草乌对体外培养大鼠胚胎具有一定的毒性作用。应用鼠伤寒沙门菌体外回复突变试验（Ames）和彗星实验（Comet assay）对生草乌及清蒸草乌的遗传毒性进行研究发现，生草乌具有一定的遗传毒性，而清蒸草乌无遗传毒性。

草乌醇提液灌服给药的 LD_{50} 为 8.45g/kg，95% 置信区间为 7.58 ~ 9.43g/kg。与瓜蒌或白及配伍草乌的毒性随着瓜蒌或白及用量的增大而增强；而草乌与半夏配伍小鼠死亡率没有出现上升，反而随着半夏用量的增大呈现下降的趋势。与瓜蒌（36 : 1）配伍草乌配伍禁忌的 LD_{50} 为 6.45g/kg，95% 置信区间为 5.64 ~ 7.34g/kg；与白及（10.8 : 1）配伍草乌配伍禁忌的 LD_{50} 为 5.94g/kg，95% 置信区间为 5.21 ~ 6.73g/kg。

研究发现草乌煎煮 30 分钟，给药剂量为临床用量 [3g/（60kg·d）]120 倍时，草乌水煎液对痹证动物产生的毒性最大，同时药效最佳。

【使用禁忌】

生品内服宜慎；孕妇禁用；不宜与半夏、瓜蒌、瓜蒌子、瓜蒌皮、天花粉、川贝母、浙贝母、平贝母、伊贝母、湖北贝母、白蔹、白及同用。

【附注】

生草乌为卫生部规定的毒性药品管理品种，亦是香港《中医药条例》附表 1 规定的毒性中药材。生草乌为 2015 年版《中国药典》收载的大毒品种，制草乌为 2015 年版《中国药典》收载的有毒品种。生草乌一般炮制后用，制草乌使用剂量为 1.5 ~ 3g，宜先煎、久煎。

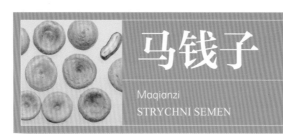

马钱子

Maqianzi
STRYCHNI SEMEN

【来源】

马钱科植物马钱 *Strychnos nux-vomica* L. 的干燥成熟种子。

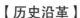
马钱 *Strychnos nux-vomica* L.

【性味功效】

苦，温；通络止痛，散结消肿。

【历史沿革】

以"番木鳖"为正名始载于《本草纲目》：苦、寒，无毒。《本草正》：大毒。《务中药性》：马钱子性毒如狼。《本草汇言》：有毒。《本草原始》：味苦、寒，有大毒……鸟中其毒，则麻木搐急而毙，狗中其毒则苦痛断肠而毙。若服误亡，令人四肢拘搐。《医学衷中参西录》：其毒甚烈，开通经络，透达关节之力，实远胜于它药也。历代对马钱子毒性的认识经历了一个从"无毒"到"有毒"到"大毒"的过程。

【毒性研究】

马钱子的毒性成分为生物碱类成分，其中士的宁（番木鳖碱）约占总碱的 35% ~ 50%，毒性最强。口服马钱子生药 7g 可致死，中毒潜伏期 30 ~ 180 分钟。士的宁的治疗量与中毒量非常接近，成人 1 次服用 5 ~ 10mg 士的宁可致中毒，30mg 可致死亡，口服 5mg 可致幼儿死亡。马钱子毒性的靶器官主要是神经系统、免疫系统、消化系统、心血管系统及泌尿系统。士的宁和马钱子碱引起中毒的机制是作用于脊髓，使其反射功能兴奋，引起感觉器官敏感，调节大脑皮层兴奋和抑制过程；提高横纹肌、平滑肌和心肌的张力，终致强直性惊厥，最后可因呼吸麻痹而致死。

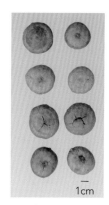

制马钱

马钱子及其炮制品细粉混悬液灌胃给药的急性毒性试验结果显示：生品、沙烫品和醋煮品的 LD_{50} 分别是87.400mg/kg (95%置信限：77.654 ~ 98.483)、109.014mg/kg (95% 置信限：97.003 ~ 122.685) 和137.848mg/kg(95% 置信限：122.199 ~ 155.939)。经砂烫法炮制过200目筛的制马钱子粉混悬液小鼠灌胃给药的 LD_{50} 为 66.83mg/kg (95% 置信限：63.89 ~ 69.92)。马钱子 (生粉) 水溶液的 LD_{50} 为 (生药)1.14g/kg，此剂量为成人1天用量 (生药)0.01g/kg，即60kg体重用 0.6g(生药) 的 114 倍，LD_{50} 的 95% 置信限为 (生药)1.06g ~ 1.23g/kg。制马钱子在 40 ~ 80mg/kg 范围内，对小鼠具有明显的剂量依赖性抗炎镇痛作用，小于 40mg/kg 时仅有抗炎作用，大于 80mg/kg 时连续用药毒性增强，还可使小鼠胸腺重量明显增加。

长期毒性实验血生化检测指标表明，马钱子中丙氨酸氨基转移酶、门冬氨酸氨基转移酶增高，血清总蛋白增高，甘油三酯降低，总胆红素高剂量组降低，尿素氮增高，提示长期服用马钱子可导致肾功能异常。

【使用禁忌】

孕妇禁用；不宜多服久服及生用；运动员慎用；有毒成分能经皮肤吸收，外用不宜大面积涂敷。

【附注】

生马钱子为卫生部规定的毒性药品管理品种，亦是香港《中医药条例》附表1规定的毒性中药材。马钱子为 2015 年版《中国药典》收载的有大毒品种，规定制马钱子使用剂量为 0.3 ~ 0.6g，炮制后入丸散用。

干漆

Ganqi
TOXICODENDRI RESINA

【来源】

漆树科植物漆树 *Toxicodendron vernicifluum* (Stokes) F.A. BarkL 的树脂经加工后的干燥品。

【性味功效】

辛，温；破瘀通经，消积杀虫。

【历史沿革】

始载于《神农本草经》，列为上品。《名医别录》：有毒。《本草经集注》：生漆毒烈人⋯⋯畏漆人乃致死者，外气亦能使身肉疮肿。《本草纲目》：有毒。

【毒性研究】

干漆内服过量，或有过敏者，食后可引起严重口腔炎、口腔黏膜糜烂、溃疡、呕吐、腹泻；严重者可发生中毒性肾病，出现尿蛋白、管型、红细胞等。接触过敏者，可致皮炎、皮肤气疱、红肿、痒感。

干漆的水混悬液给小鼠灌胃剂量达到 20.01g/kg，未出现急性中毒死亡。

【使用禁忌】

孕妇及对漆过敏者禁用。

【附注】

干漆为 2015 年版《中国药典》收载的有毒品种，规定干漆使用剂量为 2 ~ 5g。

安全百科

中药炮制与毒性有什么关系？

炮制的主要目的是减毒增效。通过严格、规范的炮制可减少中药的毒性、烈性，提高临床疗效，减少毒性和不良反应。如朱砂、附子。

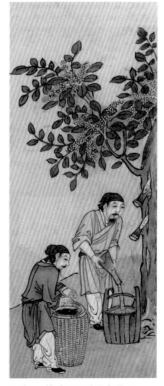

干漆（《补遗雷公炮制便览》）

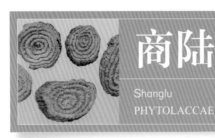

商陆

Shanglu
PHYTOLACCAE RADIX

【来源】

商陆科植物商陆 *Phytolacca acinosa* Roxb. 或 垂 序 商 陆 *Phytolacca americana* L. 的 干 燥 根。

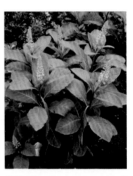

商陆 *Phytolacca acinosa* Roxb.

【性味功效】

苦，寒；逐水消肿，通利二便；外用解毒散结。

【历史沿革】

始载于《神农本草经》，列为下品。《名医别录》：有毒。《药性论》：有大毒。《滇南本草》：有小毒。《新修本草》：商陆有赤白二种，白者入药用，赤者甚有毒，但贴肿外用，若服之，伤人，乃至痢血不已而死也。《本草纲目》：商陆昔人亦种之为蔬，取白根及紫色者擘破，作畦栽之，亦可种子。根、苗、茎并可洗蒸食，或用灰汁煮过亦良，服丹砂、乳石人食之尤利；其赤与黄色者有毒，不可食。

【毒性研究】

商陆的毒性成分主要是皂苷类。商陆临床中毒症状主要表现为不同程度交感神经兴奋和胃肠道刺激症状。

商陆皂苷甲小鼠腹腔注射的 LD_{50} 为 26.19mg/kg，95% 可信区间为 23.11 ~ 29.85mg/kg；其中最高剂量组

（13.76mg/kg）动物死亡多发生在给药后 1 ~ 4 小时内，次高剂量组（17.20mg/kg）动物死亡多发生在给药后 3 ~ 8 小时内；剂量较高组的动物在给药后立即表现出狂躁不安、互相撕咬，随即腹部贴地式摇摆前进，行动迟缓，最后行为转为怠动；脏器病理切片显示，商陆皂苷甲主要对肝、肾产生不同程度损伤。

实验显示，100 ~ 200 μg/mL 的商陆皂苷甲对 HK-2 肾细胞有一定的毒性，并呈剂量依赖性。同时多次灌胃给予 40g/kg、20g/kg 商陆水煎液 35 天的实验显示，商陆可引起大、小鼠肾损伤，损伤程度与剂量相关。商陆引起大鼠肾损伤病理变化主要表现为肾小管间质纤维化、肾小管上皮嗜碱性变和蛋白管型，恢复期部分损伤可逆。

单次大剂量给药后商陆会造成的病变主要位于胃；生商陆 35.1g/kg 组（相当于临床日用剂量的 30 倍）出现局部胃黏膜上皮细胞坏死、脱落，可见小灶状出血，病变率为 66.7%；生商陆 23.4g/kg 组（相当于临床日用剂量的 20 倍）出现局部胃黏膜上皮细胞坏死、脱落，病变率为 33.3%；生商陆 11.7g/kg、1.17g/kg 组（分别相当于临床日用剂量的 10 倍）和药典醋制商陆未见明显病变。

小鼠腹腔注射垂序商陆水渗漉液的 LD_{50} 为 $2.575 \pm 0.435g/kg$，炮制后 LD_{50} 可提高 1.66 ~ 10.47 倍，即毒性有所降低；按 LD_{50} 从大到小（即毒性从小到大）的次序排列为：清蒸 > 醋蒸 > 醋炒 > 醋煮 > 水煮 > 软化 > 原药。小鼠腹腔注射垂序商陆水煎液的 LD_{50} 为 $6.53 \pm 1.97g/kg$，经过醋煮后 LD_{50} 可提高 1.67 ~ 2.67 倍，即毒性有所降低，按 LD_{50} 从大到小（即毒性从小到大）的次序排列为：30% 醋煮 <50% 醋煮 <100% 醋煮 < 生品。

通过灌胃给药小鼠，发现未经醋制的商陆正丁醇部位能显著引起小鼠肠道肿胀，且高剂量组比低剂量组更为明显，表明商陆正丁醇部位对小鼠肠道具有明显毒性作用。

通过家兔眼结膜刺激性试验显示，在一定浓度范围内，生商陆混悬液的浓度和对家兔的眼刺激性强度呈现确切的量－效关系，即浓度越高，对兔眼的刺激性越强；浓度达到 15% 时，对兔眼结膜具有重度刺激性；与 15% 浓度生商陆混悬液比较，15% 浓度醋商陆混悬液对兔眼的刺激性强度显著减弱。

实验证明，在孕早期，即交配后 5～7 天，以半致死量的 1/6，即一般治疗量灌胃，可以 100% 杀死胚胎并被吸收或流出，显示商陆煎剂有极为明显的抗早孕作用。对人和兔精子的抑精活性实验表明，商陆皂苷在 4g/L 浓度即可终止兔精液中全部精子的活动，复活实验未见精子恢复活动，提示商陆皂苷对兔精子具有致死作用；对人精液实验显示人精子对商陆皂苷的敏感程度较兔精子稍高，在商陆皂苷 2.6g/L 浓度即得到类似结果，且在 0.5～10.0g/L 范围有明显的量效关系。灌胃商陆水煎液 10g/kg 或给孕鼠 5g/kg 可分别诱发小鼠骨髓和胚胎肝内的嗜多染红细胞微核率阳性，提示商陆在一定剂量时对小鼠具有潜在致突变性，且小鼠胚胎肝嗜多染红细胞明显比骨髓的细胞对药物敏感。

【使用禁忌】

孕妇禁用。

【附注】

商陆为 2015 年版《中国药典》收载的有毒品种，规定商陆使用剂量为 3～9g；外用适量，煎汤熏洗。本品对胃肠道有刺激作用，故宜饭后服。作为人参的伪品，其常被误作人参食用而导致中毒。

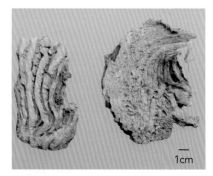

商陆纵切片

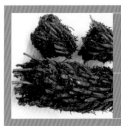

紫萁贯众

Ziqiguanzhong
OSMUNDAE RHIZOMA

【来源】

紫萁科植物紫萁 *Osmunda japonica* Thunb. 的干燥根茎和叶柄残基。

【性味功效】

苦、微寒；清热解毒，止血，杀虫。

【历史沿革】

参见绵马贯众。

【毒性研究】

尚未有研究报道。

【使用禁忌】

尚未明确。

【附注】

紫萁贯众为 2015 年版《中国药典》收载的有小毒品种，规定紫萁贯众使用剂量为 5 ~ 9g。紫萁贯众与绵马贯众是容易混淆品种。

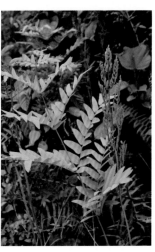

紫萁 *Osmunda japonica* Thunb.

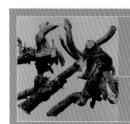

常山

Changshan
DICHROAE RADIX

【来源】

虎耳草科植物常山 *Dichroa febrifuga* Lour. 的干燥根。

【性味功效】

苦、辛，寒；涌吐痰涎，截疟。

【历史沿革】

始载于《神农本草经》，列为下品。《名医别录》：有毒。《药性论》：有小毒。《雷公炮炙论》：勿令老人、久病服之，切记也。《得配本草》：非好酒浸透炒熟禁用，恐令人吐。历代本草著作多称其"有毒"。

【毒性研究】

常山的毒性成分主要是生物碱，其中毒症状主要是刺激胃肠道的迷走及交感神经末梢，引起反射性的呕吐。小鼠口服常山总碱的 LD_{50} 为 0.79mg/kg，常山碱甲的 LD_{50} 为 5.70mg/kg，常山碱乙的 LD_{50} 为 6.57 ± 0.47mg/kg，常山碱丙的 LD_{50} 为 0.45 ± 0.31mg/kg。小鼠静脉注射常山碱甲的 LD_{50} 为 18.5mg/kg，常山碱乙的 LD_{50} 为 $6.11 \sim 7.04$mg/kg，常山碱丙的 LD_{50} 为 $6.14 \sim 6.76$mg/kg。常山碱甲、乙和丙无论口服或注射给药均可引起实验动物恶心、呕吐、腹泻及胃肠黏膜充血、出血。大剂量常山碱丙对肝脏有损害作用。

常山碱甲 0.75mg/kg、常山碱乙 0.25mg/kg 和常山碱丙 0.075mg/kg，连续灌胃给药 14 天，对小鼠均有抑制生长作用，产生腹泻甚至便血，解剖可见胃黏膜充血、出血，肝、肾呈黄色。

【使用禁忌】

有催吐副作用，用量不宜过大；孕妇慎用。

【附注】

常山为 2015 年版《中国药典》收载的有毒品种，规定常山使用剂量为 5 ~ 9g。

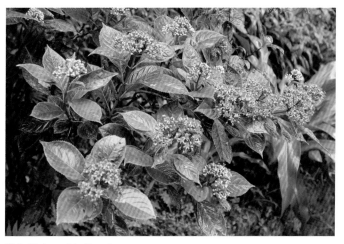

常山 *Dichroa febrifuga* Lour.

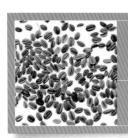

蛇床子

Shechuangzi
CNIDII FRUCTUS

【来源】

伞形科植物蛇床 *Cnidium monnieri* (L.) Cuss. 的干燥成熟果实。

【性味功效】

辛、苦，温；燥湿祛风，杀虫止痒，温肾壮阳。

【历史沿革】

始载于《神农本草经》，列为上品。《名医别录》：味辛、甘，无毒。《本草品汇精要》和《神农本草经疏》：味苦、辛、甘，平，无毒。《本草蒙筌》：味苦、辛、甘，气平，无毒。《本草纲目》：苦，平，无毒……权曰：有小毒。《本草新编》：味苦、辛，气平，无毒。除在《本草纲目》中出现过"小毒"外，其他本草著作均标记为"无毒"，对蛇床子毒性的认识，有别于现代的"小毒"。

【毒性研究】

蛇床子总香豆素豚鼠口服 LD_{50} 为 2.44 ± 0.05g/kg；蛇床子素静脉注射 LD_{50} 为 65.2mg/kg。

给小鼠灌胃蛇床子醇提物，其毒性反应表现为自发活动减少、呼吸急促、闭目、步态不稳、震颤，LD_{50} 为原生药 17.45g/kg，为临床剂量的 116 倍，95% 可信区间原生药 15.72 ~ 19.36g/kg。连续给药 90 天，对大鼠的一般状况、血液学指标、血液生化有一定影响，对各剂量组肝脏脏器系数有影响，提示蛇床子醇提物可能对肝脏产生毒作用。

蛇床子超临界提取物小鼠灌胃给药，与空白组比较，结果显示蛇床子组中碱性磷酸酶（ALP）活性明显下降，而谷丙转氨酶（GPT）、谷草转氨酶（GOT）、总胆红素（TBI）、血尿素氮（BUN）、血肌酐（CRE）都略有上升，组织病理学检查结果也显示了蛇床子具有一定肝毒性，但相对四氯化碳的肝毒性较小，同时具有较明显的肾毒性倾向。

蛇床子超临界提取物外用无明显急性皮肤毒性，无明显皮肤刺激性和致敏作用，但有一定皮肤光毒性。

【使用禁忌】

尚未明确。

【附注】

蛇床子为 2015 年版《中国药典》收载的有小毒品种，规定蛇床子使用剂量为 3 ~ 10g，外用适量，多煎汤熏洗，或研末调敷。

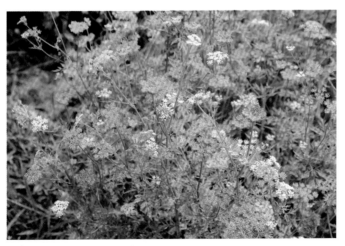

蛇床 *Cnidium monnieri* (L.) Cuss.

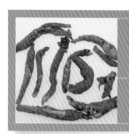

华山参

Huashanshen
PHYSOCHLAINAE RADIX

【来源】

茄科植物漏斗泡囊草 *Physochlaina infundibularis Kuang* 的干燥根。

【性味功效】

甘、微苦，温；温肺祛痰，平喘止咳，安神镇惊。

【历史沿革】

始载于《本草纲目拾遗》：此参出陕西华山，食之多吐人，其性亦劣。《陕西中草药》：性热，有毒。

【毒性研究】

华山参的毒性成分主要是生物碱，包括阿托品、莨菪碱、东莨菪碱等。本品的中毒症状与阿托品类药物中毒症状类似：轻者出现口干、口麻、头晕、烦躁、牙疼、面色潮红；重者语言不清或躁动谵妄，瞳孔散大，两目及牙关紧闭，口腔出血，心率加快，昏迷，抽搐等。华山参煎剂给小鼠腹腔注射的 LD_{50} 为 43g/kg。腹腔注射华山参煎剂 20～80g/kg，给药 20～30 分钟后动物活动显著降低，闭眼匍匐不动，呼吸缓慢，给予大剂量后则多在 1 小时内死亡。

【使用禁忌】

不宜多服，以免中毒；青光眼患者禁服；孕妇及前列腺重度肥大者慎用。

【附注】

华山参为 2015 年版《中国药典》收载的有毒品种，规定华山参使用剂量为 0.1 ~ 0.2g。华山参根形似人参，常因误当人参食用而导致中毒。

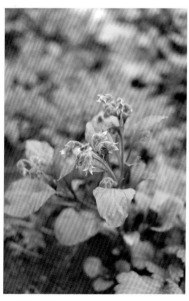

漏斗泡囊草
Physochlaina infundibularis Kuang

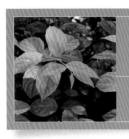

雷公藤

Leigongteng
TRIPTERYGII HERBA

【来源】

卫矛科植物雷公藤 *Tripterygium wilfordii* Hook. f. 的全草。

【性味功效】

苦，辛；祛风除湿，活血通络，消肿止痛，杀虫解毒。

【历史沿革】

《滇南本草》：有毒。《本草纲目拾遗》：采之毒鱼，凡蚌螺亦死，其性最烈，以其草烟熏蚕子则不生。据考证，《本草纲目拾遗》最早记载了雷公藤毒性，但为蓼科植物杠板归，而非卫矛科植物雷公藤；清代吴其浚的《植物名实图考》中记载的莽草，为卫矛科植物雷公藤，早期主要作为杀虫剂，不作药用。

【毒性研究】

雷公藤所含的生物碱、二萜类、三萜类及苷类物质均有一定的毒性，毒性大小排列为二萜类、生物碱类、三萜类及苷类。其中，二萜类成分对心、肝、胃肠道及骨髓有明显毒副作用；生物碱类物质损伤肝，破坏红细胞，引起进行性贫血。雷公藤甲素是雷公藤中活性最高的环氧二萜内酯化合物，同时也是雷公藤引起毒副作用的主要成分。雷公藤甲素急性毒性实验测得：雄性小鼠腹腔给予雷公藤甲素的 LD_{50} 值为 0.725mg/kg，经口给予雷公藤甲素的 LD_{50} 值为 0.788mg/kg。死亡小鼠胃底部明显充血、肠道无规则散在溃疡，肝脏呈灰白色，颗粒状；大鼠组肝脏见大灶性坏死，肾脏仅见轻度水肿。雄性生殖毒性实验显示，雷公藤甲素能使睾丸和附睾重量明显降低，附睾精子含量和活力甚至降低为零。雷公藤氯内酯醇 (tripchlorolide) 有睾丸毒性，且有剂量反应关系，组织学检查发现各试验组 (150μg，75μg 和 25μg/kg，灌胃给药) 雄性大鼠睾丸均有不同程度的病变。

雷公藤总生物碱对小鼠体液和细胞免疫有不同程度的抑制。80mg/kg 雷公藤春碱和雷公藤新碱对免疫功能的影响与 10mg/kg 环磷酰胺相似，对非特异性免疫功能也有影响。研究发现雷公藤的抗生育活性与免疫抑制活性有平行关系，在抗炎治疗时，相对高效价的抗生育活性表现为一种生殖毒性。

大鼠急性毒性实验结果表明，雷公藤根皮提取物 (腹腔注射) 的 LD_{50} 为 (3.92 ± 0.02)g/kg，而根心提取物的 LD_{50} 为 (7.25 ± 0.02)g/kg。用不同季节采收的雷公藤提取物进行小鼠急性毒性实验，春季采收的雷公藤提取物的 LD_{50} 为 (838.10 ± 0.02)mg/kg，夏季为 (608.40 ± 0.02)mg/kg，冬季为 (858.20 ± 0.03)mg/kg，说明夏季采收的雷公藤毒性较大。

灌胃大鼠雷公藤水煎液 60g/kg，每日一次，连续 60 天，结果显示，大鼠皮质肾小管内有大量的均匀红染的物质，肾小管上皮可见浊肿，间质内淋巴细胞增多，血管扩张，部分肾小球囊扩张，毛细血管球缺血。

用雷公藤水提物按 3.75g/kg 剂量给大鼠连续灌服 4 天，建立雷公藤致急性肝损伤模型。与正常大鼠比较，给药大鼠肝脏指数、血清转氨酶及血清分化群 68 (CD68) 和肿瘤坏死因子 α (TNF-α) 含量明显升高 ($P < 0.05$ 或 $P < 0.01$)，显示雷公藤具有肝毒性。进一步研究显示，肝毒性成分集中在雷公藤醇提物部位，而以乙酸乙酯部位和正丁醇部位较多。

雷公藤制剂小鼠急性毒性实验结果表明，雷公藤总萜

片口服 LD_{50} 1101.2mg/kg，腹腔注射 LD_{50} 567.5mg/kg，较雷公藤片 487.1mg/kg 与 196.0mg/kg 安全范围大，总萜片对消化道的刺激性小于雷公藤片。

分别于每天早上 10：00 及晚上 10：00 灌胃给予雷公藤 105mg/kg(含雷公藤甲素 40μg/kg)，分别于给药 4 周、12 周后，观察雷公藤对小鼠的长期毒性作用，结果显示，雷公藤连续用药 4 周早上给药组和晚上给药组对小鼠外周血象、脏器系数、附睾精子密度、精子存活率、精子畸形率及肝、肾功能各系统的影响不大，连续用药 12 周后，早上给药组较晚上给药组具有更明显的生殖系统毒性和肝脏毒性。

【使用禁忌】

本品剧毒，内服宜慎。凡疮痒出血者慎用。

【附注】

雷公藤用于治疗类风湿性关节炎等自身免疫性疾病，由于几乎没有可以完全替代的类似中药，雷公藤仍然因其见效快、疗效确切而被应用。但雷公藤引起的毒性反应事件亦被频繁报道，据临床观察，雷公藤的毒副作用发生率为 58.1%。一般认为雷公藤的有毒成分以芽、叶、花、茎和根皮中含量最高，临床应用雷公藤习惯用其去根皮的根心，剂量为每天 15 ～ 60g。

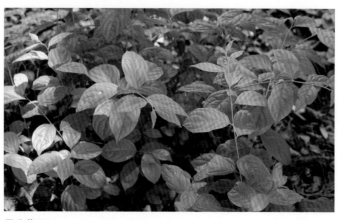

雷公藤 *Tripterygium wilfordii* Hook. f.

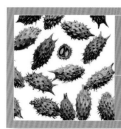

苍耳子

Cang'erzi
XANTHII FRUCTUS

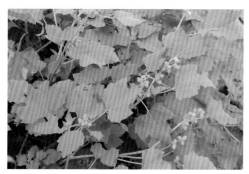

苍耳 *Xanthium sibiricum* Patr.

【来源】

菊科植物苍耳 *Xanthium sibiricum* Patr. 的干燥成熟带总苞的果实。

【性味功效】

辛、苦，温；散风寒，通鼻窍，祛风湿。

【历史沿革】

以葈耳实之名始载于《神农本草经》，列为中品。苍耳子之名则见于《千金·食治》，但并未言有毒。至《本草品汇精要》始记载其"有毒"。《南方主要有毒植物》：苍耳，有毒部位，全株；以果实为最毒。此外，《名医别录》始载苍耳叶：叶苦辛，微寒，有小毒，主膝痛，溪毒。《千金·食治》记载茎叶的性味：味苦辛，微寒，有小毒。

【毒性研究】

苍耳子的毒性成分主要为水溶性苷类苍术苷 (atractyloside，ATR)、羧基苍术苷 (carboxyatractyloside，CAT) 及其衍生物。中毒症状表现有头痛、头晕、恶心、呕吐、腹痛、腹泻，严重者可出现昏迷、抽搐，甚至死亡。苍耳子水浸剂小鼠腹腔注射的 LD_{50} 为 0.93g/kg；苍耳子油及苍耳子蛋白毒性甚小，毒性成分系一种由水浸剂中分离出的黄色结晶性苷 AA2，一次注射 AA2 对小鼠、大鼠的 LD_{50} 分别为 10mg/kg 和 4.6mg/kg。羧基苍术苷小鼠腹腔注射、皮下注射、灌胃的 LD_{50} 分别为 2.9mg/kg、5.3mg/kg 和 350mg/kg。

苍耳子水提物的小鼠 LD_{50} 为生药 201.14g/kg，而苍耳子醇提物的小鼠最大耐受量（MTD）大于生药 2.4kg/kg，水提物的毒性明显大于醇提物。以不同剂量大鼠灌胃的毒性实验也显示苍耳子乙醇提取液的正丁醇萃取物及水萃取物对大鼠具有明显肝毒性作用。

高、低剂量组分别给予 28.00mg/mL 和 1.12mg/mL 苍耳子水萃取物混悬液 2.5mL 每日 2 次灌胃，结果发现苍耳子水萃取物高剂量组大鼠给药 28d 内先后出现竖毛、脱毛、疲倦少动、摄食量减少、对外界刺激反应缓慢等症状；低剂量组仅少数大鼠出现少动喜卧、精神萎靡等症状。停药 14 天后高剂量组大鼠活动量和摄食量均增加，少动喜卧症状减轻，被毛光泽度恢复；提示苍耳子水萃取物致大鼠肝损害与其浓度和作用时间有关；大剂量和长时间用药可加重肝损害。

观察小鼠灌胃给药后的毒性反应实验显示苍耳子炒品水提取物、炒品乙醇提取物、生品水提取物、生品乙醇提取物的 LD_{50} 分别为生药 155.93g/kg、317.80g/kg、167.60g/kg、275.41g/kg，其中苍耳子水提取物组毒性反应为静卧、竖毛、尾足发绀、震颤、呼吸抑制、间歇性惊厥、翻正反射消失、后腿抽搐等，乙醇提取物组则表现为静卧、腹式呼吸、部分竖毛、震颤、严重间歇性惊厥、跳跃、后腿抽搐，部分动物出现大小便失禁等，结果表明苍耳子水提取物的急性毒性明显大于乙醇提取物，而炒品和生品的毒性差异不明显。

也有研究用苍耳子水煎液对 10 只小鼠灌胃给药，观察 24 小时动物死亡数量，实验结果为生品死亡数为 8 只，炒品 3 只，炒后去刺品未见死亡；表明炒后去刺品毒性最小，炒品次之，生品毒性最大。研究苍耳子（生品）水提取物、苍耳子（炒黄）水提取物、苍耳子（炒焦）水提取物小鼠灌胃给药的 LD_{50} 分别为生药 223.98g/kg、311.86g/kg、206.83g/kg，显示炒焦的苍耳子毒性较大。实验研究测得苍耳子药材、饮片苍术苷类毒性成分总量分别为 0.722mg/kg、1.165mg/g（苍术苷含量分别为 0.257mg/g、0.874mg/g；羧基苍术苷含量分别为 0.465mg/g、0.291mg/g）；小鼠急性毒性试验 LD_{50} 分别为 367.8g/kg、182.3g/kg；提示苍耳子饮片毒性大于苍耳子药材。

报道小鼠对苍耳子水煎醇提取液经一次性灌胃昆明种小鼠，结果表明最大耐受剂量为（原生药）0.437g/kg，是人体口服剂量（9g）的 138 倍，此倍数符合目前国内有关中药毒性和安全试验方法介绍的 100 倍以上为安全的标准。

用 SD 大鼠来比较水提和醇提 2 种提取物的长期毒性，苍耳子不同提取物大、小剂量组分别灌胃给予（生药）40.0g/kg、15.0g/kg，每天给药 1 次，连续给药 30 天。结果发现 2 种提取物对动物的毒性反应不明显，动物的肝、肾功能以及肝、肾组织的病理切片均未发现异常。

取受精后 12 或 24 小时斑马鱼胚胎，将胚胎分别置于不同浓度苍耳子提取物溶液中，在作用不同时间后观察结果，发现苍耳子提取物对受精后 12 小时斑马鱼胚胎的发育有毒性，使斑马鱼胚胎的孵化率降低，在提取物浓度大于

15 mg/mL 时，孵化率低于 40%；0.93mg/mL 苍耳子提取物可提高 24 小时斑马鱼胚胎的心率（$P \leqslant 0.01$），当提取物浓度大于 7.5mg/mL 时，心率显著性降低（$P \leqslant 0.01$），表明苍耳子提取物对斑马鱼胚胎发育有毒性作用，能够使斑马鱼胚胎心率兴奋并增加其游行速度。

观察苍耳子对日本大耳兔亚急性中毒实验表明，动物体重下降，脏器系数增加，经口服的 LD_{50} 为 3.08g/kg，早期引起以肝损害为主的病变，肝细胞变性和凝固性坏死，后期坏死区纤维组织增生，肾近曲小管细胞水变性，部分细胞坏死。

【使用禁忌】

严格控制用量，不可长期或超量服用。

【附注】

苍耳子为 2015 年版《中国药典》收载的有毒品种，规定炒苍耳子使用剂量为 3 ~ 10g。据报道，苍耳子成人用量在 30g 以上，或误食鲜苍耳子 10 粒以上、苍耳苗 50g 以上，儿童食苍耳子 5 ~ 6 粒都可引起中毒。使用不当可引起各脏器的损害，对心脏、肝脏、肾脏等实质性器官损害较为严重。中毒事故的发生多因误食过量或未经炮制的苍耳子，但炒制后苍耳子毒性是否降低仍然有待证实。

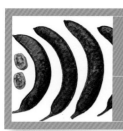

猪牙皂

Zhuyazao

GLEDITSIAE FRUCTUS ABNORMALIS

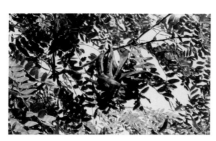

皂荚 *Gleditsia sinensis* Lam.

【来源】

豆科植物皂荚 *Gleditsia sinensis* Lam. 的干燥不育果实。

【性味功效】

辛、咸，温；祛痰开窍，散结消肿。

【历史沿革】

在古代，猪牙皂和皂荚（即大皂角）被视为同一物。《名医别录》：皂荚生雍州山谷及鲁、邹县，如猪牙者良。《新修本草》和《救荒本草》在皂荚项下提出有"猪牙皂荚"。《本草纲目》皂树……结实有三种：一种小如猪牙；一种长而肥厚，多脂而黏；一种长而瘦薄，枯燥不黏。

【毒性研究】

见大皂角项。

【使用禁忌】

见大皂角项。

【附注】

猪牙皂为 2015 年版《中国药典》收载的有小毒品种。规定猪牙皂使用剂量为 1 ~ 1.5g，多入丸散用。外用适量，研末吹鼻取嚏或研末调敷患处。

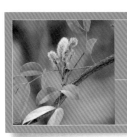

榼藤子

Ketengzi
ENTADAE SEMEN

【来源】

豆科植物榼藤子 *Entada phaseoloides* (Linn.) Merr. 的干燥成熟种子。

【性味功效】

微苦，凉；补气补血，健胃消食，除风止痛，强筋硬骨。

【历史沿革】

始载于《本草纲目拾遗》。《南方主要有毒植物》：眼镜豆，有毒部位是种子、树皮、根皮；中毒症状：误食种子，引起头晕、呕吐，血压急剧下降，呼吸减缓而死亡。《中华人民共和国卫生部标准·藏药》（第一册）收载"榼藤子"：甘、凉、有毒，清肝热，强壮补肾，催吐。

【毒性研究】

榼藤子的毒性成分为皂苷类。

榼藤子生品及炮制品的70%乙醇提取物小鼠灌胃，发现高剂量组小鼠3分钟内出现伏地、眯眼，但并无立即死亡，1~3小时内有小鼠死亡，且小鼠死亡前出现四肢及全身发抖、抽搐症状，中剂量组亦出现以上症状，但死亡多发生在24小时之后，低剂量组小鼠较少死亡。炮制前后各药中毒后的小鼠均出现以上描述的症状，但LD_{50}差别较大，生品、炒黄品以及炒焦品对小鼠的LD_{50}分别为27.17g/kg、35.13g/kg和42.18g/kg，结果表明榼藤子经炮制后毒性较生品小。

对榼藤子水煎液 (生药 2.1g/mL) 进行小鼠急性毒性试验，未能测出 LD_{50} 值，单次灌胃小鼠的最大耐受量为生药 62.7g/kg。

【使用禁忌】

尚未明确。

【附注】

榼藤子为 2015 年版《中国药典》收载的有小毒品种，规定榼藤子炒熟去壳后使用剂量为 10 ~ 15g。榼藤子为民族惯用药材，傣医认为生品有毒，内服要烤熟或者炒熟后使用。

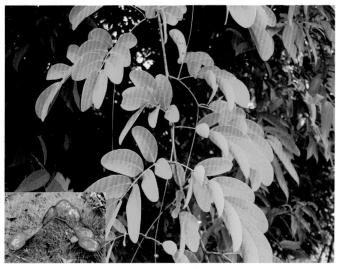

榼藤子 *Entada phaseoloides* (Linn.) Merr.

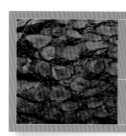

绵马贯众

Mianmaguanzhong

DRYOPTERIDIS CRASSIRHIZOMATIS RHIZOMA

【来源】

鳞毛蕨科植物粗茎鳞毛蕨 *Dryopteris crassirhizoma* Nakai 的干燥根茎和叶柄残基。

【性味功效】

苦，微寒；清热解毒，驱虫。

【历史沿革】

以贯众之名始载于《神农本草经》，列为下品。《名医别录》：有毒。《本草汇言》：但性寒气燥有毒，如病人营虚血槁，肝肾有火，并阴虚咳嗽人，不可加用。《本草从新》：贯众，有毒而能解毒，去瘀而能生新。

【毒性研究】

绵马贯众的毒性成分主要是间苯三酚类成分，其轻度中毒症状包括头痛、头晕、恶心、呕吐、腹泻，严重的情况下可能会导致永久性的肝肾损伤、昏迷，甚至因为呼吸和心脏衰竭而死亡。

对绵马贯众进行小鼠急性毒性实验，用绵马贯众水煎剂给小鼠灌胃，连续观察 7 天，其 LD_{50} 为 170.65g/kg，远远大于《中国药典》2015 年版规定的临床用量。

高剂量（药量相当于临床用量的 100 倍或 LD_{50} 的 1/4）每日 1 次贯众水煎液灌胃给药，连续 3 个月，结果显示贯众能导致肺脏水肿、炎症等病理变化以及肾脏充血、水肿、炎症或代偿性增生、肥大。

【使用禁忌】

孕妇慎用。

【附注】

绵马贯众为 2015 年版《中国药典》收载的有小毒品种，规定绵马贯众使用剂量为 4.5 ~ 9g。绵马贯众与紫萁贯众是容易混淆品种。中毒原因主要是用量过大，也有由于品种鉴定有误，导致误用毒性大的贯众。脂肪能促进有毒成分（东北贯众素、绵马精）的吸收，因此服药期间禁食富含脂肪的食物。

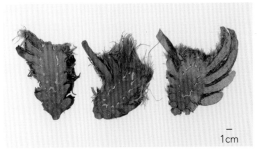

—
1cm

绵马贯众饮片

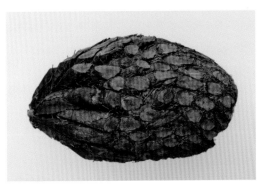

绵马贯众药材

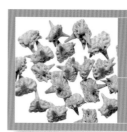

蒺藜

Jili

TRIBULI FRUCTUS

【来源】

蒺藜科植物蒺藜 *Tribulus terrestris* L. 的干燥成熟果实。

【性味功效】

辛、苦，微温；平肝解郁，活血祛风，明目，止痒。

【历史沿革】

始载于《神农本草经》，列为上品。中国植物图谱数据库收录蒺藜为有毒植物：全草有毒，马食嫩茎会中毒，羊食后引起头、耳肿胀，与继发性光敏毒素金丝桃素 (hypericin) 所引起的症状相似，称"头黄肿病"，俗称"大头病"。刺果可引起机械性损伤。内服白蒺藜粉可出现腥红热样药疹。

【毒性研究】

蒺藜的毒性成分尚未明确。

以 0.8% CMC-Na 溶液作为黏合剂将蒺藜粉制成鼠粮，通过饲喂连续给药 12 周，观察大鼠的肝肾毒性，结果发现蒺藜高（72g/kg，成人常用剂量的 100 倍）、低剂量组（18g/kg，成人常用剂量的 25 倍）均可引起大鼠肝肾功能指标升高和组织病理学的改变，提示蒺藜大剂量长期给药对大鼠肝肾脏产生一定的损害。

蒺藜水粉剂高（药量相当于临床用量的 100 倍或 LD_{50} 的 1/4）、中（药量相当于临床用量的 50 倍或 LD_{50}

的 1/8）、低剂量（药量相当于临床用量的 25 倍或 LD$_{50}$ 的 1/16）灌胃大鼠 3 个月，结果发现高剂量组出现肝脏肿大、充血、水肿、炎症等，高、中剂量组出现肾脏充血、水肿、炎症或代偿性增生、肥大，提示高剂量具有一定的肝、肾毒性。

蒺藜醇提取物对麻醉狗有兴奋呼吸的作用，大鼠腹腔注射 LD$_{50}$ 为 56.4mg/kg，症状有兴奋不安、竖毛、震颤等，然后深度抑制而死。

【使用禁忌】

肝肾功能不全者慎用。

【附注】

蒺藜为 2015 年版《中国药典》收载的有小毒品种，规定炒蒺藜使用剂量为 6 ~ 10g。国外研究从体外细胞模型、动物实验和临床应用方面均报道蒺藜具有一定的肝、肾毒性。

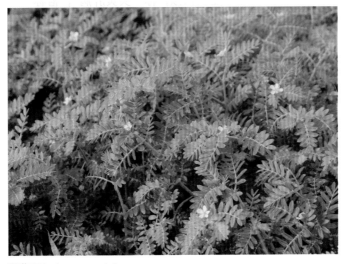

蒺藜 *Tribulus terrestris* L.

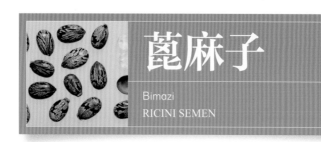

蓖麻子

Bimazi

RICINI SEMEN

【来源】

大戟科植物蓖麻 *Ricinus communis* L. 的干燥成熟种子。

【性味功效】

甘、辛，平；泻下通滞，消肿拔毒。

【历史沿革】

载于《新修本草》：有小毒。《本草纲目》：甘辛有毒热，气味颇近巴豆，亦能利人。《本草经疏》：脾胃薄弱、大肠不固之人，慎勿轻用。

【毒性研究】

蓖麻子毒性成分主要是蓖麻毒蛋白。蓖麻毒蛋白可能是一种蛋白分解酶，能引起肝及肾等实质脏器伤害以及碳水化合物代谢紊乱，7mg 即可使成人死亡。据报道，4 ~ 7 岁小儿服蓖麻子 2 ~ 7 粒可引起中毒、致死；成人 20 粒可致死。蓖麻子多在食后 3 ~ 24 小时出现中毒症状：最初有咽喉及食道烧灼感，恶心、呕吐、腹痛、腹泻等胃肠道症状，并伴白细胞增多，体温上升、尿少、无尿、血红蛋白尿，严重者出现黄疸、贫血、剧烈头痛、冷汗、频发惊厥、昏迷、血压下降，以致死亡。

蓖麻毒蛋白对小鼠 1 次静脉注射的 LD$_{50}$ 为 47.97mg/kg；对家兔 1 次静脉注射的最大耐受剂量为 3.2mg/kg；对家兔静脉注射每日 1 次，连续 16 次的最大耐受剂量为

1.6mg/kg。急性中毒死亡各兔转氨酶活力明显升高，给药后增高平均值为给药前的6倍左右；组织学检查发现肝脏组织有中度脂肪变性，肝细胞呈灶状或带状坏死，坏死灶内有中性白细胞浸润，汇管区有少许淋巴细胞浸润。

蓖麻毒蛋白对犬的亚急性毒性试验显示分组剂量为：1mg/kg、2mg/kg、10mg/kg、20mg/kg给药，隔天静脉注射蓖麻毒蛋白一次，连续1个月，能引起实验犬死亡的剂量是20mg/kg，在该剂量组中，6只犬有2只死亡，死亡率为33.33%（其余各剂量组均无死亡）。

对蓖麻毒蛋白能引起皮肤蓝斑反应，而且反应强度随着用药剂量的增加而增大，并能使致敏豚鼠离体肺、肠和子宫等器官的平滑肌发生类似组胺的痉挛性收缩。因此，蓖麻毒蛋白是一种很强的过敏原性物质，它能引起 I 型变态反应。

【使用禁忌】

孕妇及便滑者忌服。

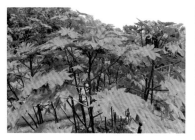

蓖麻 *Ricinus communis* L.

【附注】

蓖麻子为2015年版《中国药典》收载的有毒品种。规定蓖麻子使用剂量为2~5g；外用适量。现代药理研究显示，蓖麻毒蛋白具有抗肿瘤、抗生育、引产、泻下和抗病毒等作用。蓖麻子中毒事故的发生常与误食有关。

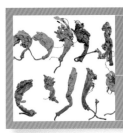

闹羊花

Naoyanghua
RHODODENDRI MOLLIS FLOS

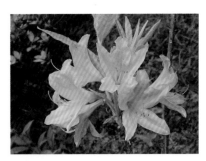

羊踯躅 *Rhododendron molle* G. Don

【来源】

杜鹃花科植物羊踯躅 *Rhododendron molle* G. Don 的干燥花。

【性味功效】

辛，温；祛风除湿，散瘀定痛。

【历史沿革】

闹羊花之名始载于《本草纲目》。《神农本草经》收载有"羊踯躅"，列为下品。《名医别录》：有大毒。《本经疏证》：羊踯躅，毒药也。然性能祛风寒湿，故可以治恶痹。痹者，风寒湿所成也。然非元气未虚、脾胃尚实之人不可用。凡用此等毒药，亦须杂以安胃和气血药同用。《南方主要有毒植物》：羊踯躅，有毒部位：叶和花；中毒症状：开始时恶心、呕吐、腹泻、心跳缓慢、血压下降、动作失调、呼吸困难；严重者因呼吸停止而死亡。

【毒性研究】

闹羊花中毒能引起显著窦性心动过缓，Q-T间期延长，并有恶心、呕吐、腹泻、血压下降、呼吸中枢麻痹。闹羊花的主要毒性成分为闹羊花毒素Ⅲ，又名八里麻毒素 (rhomotoxin)。小鼠腹腔注射闹羊花毒素Ⅲ的 LD_{50} 为 0.522mg/kg。

【附注】

闹羊花为卫生部规定的毒性药品管理品种，亦是香港地区《中医药条例》附表1规定的毒性中药材。闹羊花为2015年版《中国药典》收载的有大毒品种，规定闹羊花使用剂量为 0.6 ~ 1.5g，浸酒或入丸散。外用适量，煎水洗。

闹羊花浸剂小鼠灌胃的 LD_{50} 为 $5.85 \pm 0.83g/kg$，酊剂的 LD_{50} 为 $5.13 \pm 0.75g/kg$；而羊踯躅果实浸剂的 LD_{50} 为 $8.63 \pm 0.90g/kg$，酊剂的 LD_{50} 为 $6.26 \pm 0.63g/kg$；闹羊花和羊踯躅果实的最小致死量分别为 3.4g/kg、2.89g/kg；闹羊花和羊踯躅果实的各种剂型在剂量为 0.5 ~ 1.0g/kg 时，动物表现安静、嗜睡、出汗、轻瘫、步态颠跛及呼吸抑制，高于上述剂量则动物由于呼吸抑制而死亡，死前或有阵挛性惊厥出现，一般在灌胃后20分钟至6小时死亡，6小时后死亡很少，可恢复正常。闹羊花水煎剂小鼠灌胃的 LD_{50} 为 2.12g/kg。

以闹羊花根 0.170g/kg、0.345g/kg、1.420g/kg 剂量分3组饲喂家犬3个月，结果发现闹羊花根可致家犬肝灶状坏死、肝细胞水肿、气球样变性、肝细胞脂肪变性、肝淤血；对肾脏的作用表现为肾小球基底膜通透性增高，致肾小球囊腔及肾小管内见蛋白管型，肾小管上皮细胞出现显著气球样变性，肾髓质淤血；生化测定显示谷丙转氨酶（GPT）、尿素氮（BUN）明显升高。

【使用禁忌】

不宜多服、久服；体虚者及孕妇禁用。

植物药

141

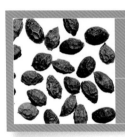

鸦胆子

Yadanzi
BRUCEAE FRUCTUS

【来源】

苦木科植物鸦胆子 *Brucea javanica* (L.) Merr. 的干燥成熟果实。

【性味功效】

苦，寒；清热解毒，截疟，止痢；外用腐蚀赘疣。

【历史沿革】

始载于《本草纲目拾遗》：其仁多油，生食令人吐。《岭南采药录》：生食令人吐，忌食油腻荤腥酸物，并忌饮酒。《现代实用中药》记载：不可嚼碎，以免发生呕吐及上腹部不适。《广西中草药》：孕妇和小儿慎用。

【毒性研究】

鸦胆子的主要毒性成分为所含的水溶性苦味成分，如鸦胆子苷、双氢鸦胆子苷。中毒表现为剧烈的细胞原浆毒，对中枢神经有抑制作用，对肝肾实质有损害作用，并能使内脏动脉显著扩张，引起出血，并可引起恶心、呕吐、腹泻、便血等。

小鼠皮下注射鸦胆子苷的半数致死量为 7 ~ 10mg/kg，猫及狗为 0.5 ~ 1mg/kg，达此剂量可使动物的白细胞增多、心跳加快、呼吸减慢、肠胃等内脏充血、昏迷、惊厥，最后因呼吸衰竭致死。鸦胆子中所含酚性化合物毒性最大，小鼠皮下注射的 LD_{50} 为 0.65mg/kg。鸦胆子仁的毒性强于鸦胆子油及壳，口服可致呕吐、腹痛、腹泻及尿闭，猫灌胃的最小致死量约为 0.1g/kg。小鼠尾静脉注射鸦胆子水针剂的 LD_{50} 为 2.16g/kg，鸦胆子油静脉乳的 LD_{50} 为 6.25g/kg。鸦胆子煎剂对雏鸡肌肉注射的半数致死量为 0.25g/kg，口服为 0.4g/kg。小鼠灌服鸦胆子煎剂的 LD_{50} 为 2.4g/kg，氯仿提取物的 LD_{50} 为 54mg/kg。

鸦胆子水提组分 5 个剂量组（6.20g/kg，5.08g/kg，4.15g/kg，3.41g/kg，2.79g/kg）和鸦胆子醇提组分 5 个剂量组（4.93g/kg，3.94g/kg，3.16g/kg，2.52g/kg，2.02g/kg）按 25mL/kg 体积灌胃小鼠给药一次，连续观察 14 天，结果显示鸦胆子水提组分给小鼠灌胃后，6.20g/kg、5.08g/kg、4.15g/kg 组均出现明显的毒性反应，毒性症状主要有腹泻、尾部紫绀、总动，毒性症状出现时间均在给药 18 小时后，药物 4.15g/kg 组毒性症状发生频率较低，且在 24 小时开始缓解、消失，6.20g/kg、5.08g/kg 组几乎所有小鼠均出现以上毒性症状，药后 48 小时症状消失。鸦胆子醇提组分给小鼠灌胃后，4.93g/kg、3.94g/kg 组小鼠药后 20 小时开始总动、腹泻、尾部紫绀等症状，药后 72 小时以上症状开始逐渐消失；水提组分的 LD_{50}（95% 可信限）和醇提组分的 LD_{50}（95% 可信限）分别为 4.0230g/kg（3.7256 ～ 4.3366g/kg）、3.3198g/kg（3.0252 ～ 3.6612g/kg），相当于人每公斤日用量的倍数分别为 140.8g/kg、116g/kg。

小鼠静脉注射鸦胆子油亚纳米乳注射液的 LD_{50} 为 7.388g/kg，95% 可信限为 6.306 ～ 8.656g/kg。Beagle 犬静脉注射鸦胆子油亚纳米乳注射液，分高、中、低三个剂量组 (20mL/kg、10mL/kg、6mL/kg) 连续 8 周，结果显示三个剂量组的一般状况、体质量、血液学检查、血液生化指标、心电图检查、脏器系数、脏器的肉眼观察和组织形态检查与对照组比较均无明显差异，但谷丙转氨酶

植物药

143

（ALT）和肌酐（Cr）值三个剂量组均有升高趋势，但无明显量效关系，停药 3 周复查，可完全恢复。

鸦胆子油乳注射液（含总酸量以油酸计）1000mg/（kg·d）、330mg/（kg·d）、100mg/（kg·d）（高、中、低剂量）连续静脉给药大鼠 26 周，结果显示高剂量组所有大鼠出现稀便、皮毛无光泽、精神萎靡等反应，其中 3 只大鼠死亡，死亡前表现为俯卧不动、呼吸急促、嘴角出现红色血样物，死亡率 7.5%；高、中剂量可导致大鼠体重增长明显减慢；高剂量在给药 26 周时可导致大鼠血清丙氨酸氨基转移酶（ALT）、天门冬氨酸氨基转移酶（AST）水平及肌酐（Cr）、尿素氮（BUN）含量明显升高（$P < 0.05$），停药 6 周后恢复正常；大鼠无毒反应剂量为 100mg/（kg·d）；提示长期大剂量给予鸦胆子油乳注射液，可导致 SD 大鼠出现肝脏和肾脏功能损伤及急性肺水肿。

鸦胆子水提组分灌胃 27 天可轻度影响大鼠的饮食和体重；对血常规无明显影响；血清丙氨酸氨基转移酶（ALT）、天门冬氨酸氨基转移酶（AST）水平及肌酐（Cr）、尿素氮（BUN）含量均有所升高；心体比值、肾体比值也有所升高；高、中剂量组部分出现肾小球萎缩、肾小管玻璃样变等病理组织学变化。停药后 27 天除高剂量组血清 Cr、BUN 含量仍明显高于正常对照组外其他毒性改变均已恢复；结果显示鸦胆子水提组分长期给药可对大鼠造成明显的肾毒性，且呈现明显的"时－毒"和"量－毒"关系，停药后毒性部分可逆。

【使用禁忌】

不宜多服、久服；口服勿直接吞服或嚼服，以免刺激胃肠黏膜。脾胃虚弱呕吐、胃肠出血及肝肾病患者忌服；孕妇和幼童慎服。

【附注】

鸦胆子为 2015 年版《中国药典》收载的有小毒品种，规定除去果壳及杂质的鸦胆子使用剂量为 0.5 ～ 2g，用龙眼肉包裹或装入胶囊吞服。外用适量。临床报道最常见的不良反应为过敏反应。

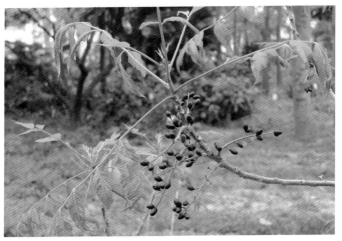

鸭胆子 *Brucea javanica* (L.) Merr.

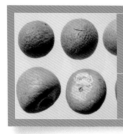

槟榔

Binglang
ARECAE SEMEN

【来源】

棕榈科植物槟榔 *Areca catechu* L. 的干燥成熟种子。

【性味功效】

苦、辛,温;杀虫,消积,行气,利水,截疟。

【历史沿革】

槟榔始载于晋代李当之的《药录》。历代本草均未记载槟榔具有毒性,按药典记载临床剂量配伍使用槟榔饮片未见不良反应报道。但现代研究表明,咀嚼槟榔可导致口腔黏膜下纤维性变,对人和其他动物具有生殖系统毒性,可增加患肝硬化和肝细胞癌的风险,降低机体免疫系统功能,产生神经系统毒性,且能导致心血管、内分泌等疾病。

【毒性研究】

槟榔的毒性成分为生物碱,包括槟榔碱、槟榔次碱等。过量服用槟榔可引起流涎、呕吐、昏睡与惊厥。槟榔碱等有 M-胆碱反应和拟副交感神经毒理作用和细胞毒活性等几种毒副反应,并较毛果芸香碱、毒扁豆碱及蝇蕈为剧烈。

通过口腔给药和腹腔注射给药研究比较槟榔碱的遗传毒性,小鼠骨髓微核子试验表明口腔给药癌变几率高于腹腔注射,细胞周期停滞在 M_1 期,姐妹染色单体交换频率升高,细胞周期变化和染色体畸变率与药物作用时间呈线性关系。

在母鼠妊娠的 6 ~ 15 天，经口服给予加工和未加工的成熟槟榔果实水提物，母鼠在分娩前处死，发现上述处理能导致吸收胎和死胎增加，导致形态学改变，胎儿骨骼成熟推迟，尾椎骨化的胎儿减少，第五掌骨末骨化的胎儿数增多。槟榔对雄性小鼠具有生殖毒性，小鼠的精子数量明显减少，精子活动率明显降低，精子畸形率增高。

采用亚慢性毒性实验方法观察经口灌胃给予市售槟榔水提取液对小鼠的影响，结果显示：15.00g/kg 体重组在实验期内死亡率明显高于对照组；3.75g/kg 体重组血红蛋白（Hb）明显高于对照组；3 个实验组白细胞（WBC）均明显高于对照组，并呈现良好的剂量反应关系；3.75g/kg 体重组谷丙转氨酶（GPT）、15.00g/kg 体重组血尿素氮（BUN）明显高于对照组；组织病理学检查发现 15.00/kg 体重组中出现脾脏脾小体扩大或消失，炎症细胞浸润，提示较长期给予槟榔提取液，可能对受试动物产生一定影响。

槟榔碱低、中、高剂量组 [5mg(kg·d)、10mg(kg·d)、20mg/(kg·d)] 每天小鼠灌胃 1 次，连续 28 天，结果发现槟榔碱各剂量组小鼠的体重及肾脏的相对重量未发生显著性变化，但肾组织形态出现不同程度的病变，血清肾功能生化指标肌酐（Cr）和尿素氮（BUN）有显著性升高（$P < 0.05$），提示槟榔碱对小鼠的肾功能有一定的损害作用。

小鼠经口灌胃槟榔仁汁液，一次给药，给药后连续观察 7 天，结果表明，高剂量给药组小白鼠出现中毒反应并死亡，解剖后检查发现主要原因是胃肠和肺部的病变，测得槟榔仁汁液的 LD_{50} 及 95% 可信限分别为 12.425g/(kg·bw)、10.610 ~ 14.551g/(kg·bw)，显示槟榔仁汁液可以被认为是无毒物质。

【使用禁忌】

尚未明确。

【附注】

槟榔为 2015 年版《中国药典》收载的品种，规定炒槟榔使用剂量为 3 ~ 10g; 驱绦虫、姜片虫 30 ~ 60g。药典同时收载焦槟榔，其功效为消食导滞，使用剂量同炒槟榔。国际癌症研究机构（International Agency for Research on Cancer，简称 IARC）认定槟榔为一级致癌物。医学专家们认为，导致口腔癌病变的主因是常嚼食槟榔造成口腔黏膜下纤维化。

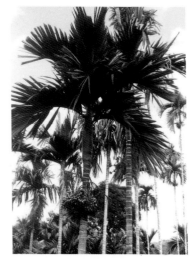

槟榔 *Areca catechu* L.

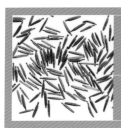

鹤虱

Heshi
CARPESII FRUCTUS

【来源】

菊科植物天名精 *Carpesium abrotanoides* L. 的干燥成熟果实。

【性味功效】

苦、辛，平；杀虫消积。

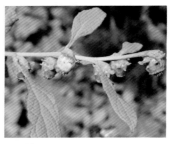

天名精 *Carpesium abrotanoides* L.

【历史沿革】

始载于《新修本草》：有小毒。据考证，唐代的鹤虱，是菊科植物山道年蒿 *Seriphidum cinum*（Berg et Poljak.）Poljak. [*Artemisia cina* Berg]. 的花，宋代以后才改为天名精的果实。天名精始载于《神农本草经》，列为上品。《本草纲目》开始将鹤虱列于天名精项下。

【毒性研究】

尚未有报道。

【使用禁忌】

尚未明确。

【附注】

鹤虱为 2015 年版《中国药典》收载的有小毒品种，规定鹤虱使用剂量为 3 ~ 9g。

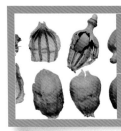

罂粟壳

Yingsuqiao
PAPAVERIS PERICARPIUM

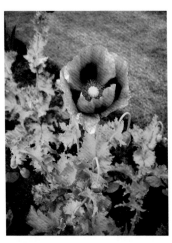

罂粟 *Papaver somniferum* L.

【来源】

罂粟科植物罂粟 *Papaver somniferum* L. 的干燥成熟果壳。

【性味功效】

酸、涩，平；敛肺、涩肠、止痛。

【历史沿革】

始载于《本草发挥》。《本草纲目》：无毒。《滇南本草》：初起痢疾或咳嗽忌用。

【毒性研究】

罂粟壳的毒性成分主要是生物碱，如吗啡、罂粟碱等。

中毒症状：初起见烦躁不安、谵妄、呕吐、全身乏力等，继而头晕、嗜睡、脉搏开始快，逐渐变为慢而弱，瞳孔极度缩小可如针尖大，呼吸浅表而不规则，呼吸中枢麻痹而死亡；慢性中毒症状主要是可致中枢成瘾性。

大鼠口服和腹腔注射吗啡的 LD_{50} 分别为 255mg/kg、160mg/kg；小鼠腹腔注射、皮下注射、静脉注射和口服吗啡的 LD_{50} 分别为 293mg/kg、360mg/kg、190mg/kg 和 745mg/kg；豚鼠、家兔和猫皮下注射吗啡的最大耐受量分别是 500mg/kg、320mg/kg 和 60mg/kg。

动物实验表明吗啡可导致神经毒性，其机制可能与吗啡致神经元凋亡、氧化应激反应以及抑制神经元生成有关。

大鼠腹腔注射、皮下注射、静脉注射、口服罂粟碱的 LD_{50} 分别为 64mg/kg、151mg/kg、18mg/kg 和 325mg/kg；小鼠腹腔注射、皮下注射、静脉注射、口服罂粟碱的 LD_{50} 分别为 117mg/kg、280mg/kg、25mg/kg 和 230mg/kg；家兔口服和皮下注射罂粟碱的最大耐受量分别为 190mg/kg 和 250mg/kg。

【使用禁忌】

本品易成瘾，不宜常服；孕妇及儿童禁用；运动员慎用。

【附注】

罂粟壳为 2015 年版《中国药典》收载的有毒品种，规定蜜罂粟壳使用剂量为 3 ～ 6g。

动物药

　　以动物身体的全部或局部入药的中药称为动物类中药。动物药是血肉有情之物。它与人体物质比较接近，也比较容易吸收和利用。动物药的主要活性成分包括氨基酸、多肽、蛋白质、酶、生物碱、甾体类和萜类。这些成分生理活性强的同时也具有一定的毒性，如蛇毒、蜂毒、河豚毒、蟾酥毒、斑蝥毒、蜘蛛毒等，可以产生一些神经系统、血液系统、泌尿系统及过敏反应等的毒副作用，给身体造成不同程度的损害。因此在应用动物药的同时，需要注意合理使用。

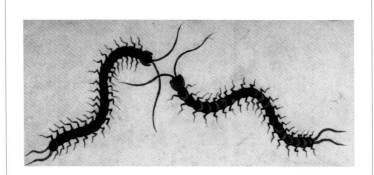

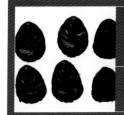

土鳖虫

Tubiechong
EUPOLYPHAGA STELEOPHAGA

【来源】

鳖蠊科昆虫地鳖 *Eupolyphaga sinensis* Walker 或冀地鳖 *Steleophaga plancyi*（Boleny）的雌虫干燥体。

【性味功效】

咸，寒；破血逐瘀，续筋接骨。

【历史沿革】

始载于《神农本草经》，列为下品。《名医别录》：有毒。《雷公炮制药性解》：性寒有毒。《本草从新》：咸寒有毒。

【毒性研究】

土鳖虫的毒性成分和毒性机理尚未明确。

以 SD 大鼠为实验动物，采用土鳖虫乳剂 5mL（浓度为 2g/100mL）灌胃，连续灌胃 7 次，结果发现实验前后土鳖虫乳剂灌胃组和对照组大鼠体重基本无变化，而环磷酰胺灌胃组大鼠体重明显下降（$P<0.01$）。土鳖虫乳剂灌胃组血常规、凝血三项、肝肾功能检测结果均优于环磷酰胺灌胃组，提示土鳖虫乳剂具有一定的使用安全性。

【使用禁忌】

孕妇禁用。

【附注】

土鳖虫为 2015 年版《中国药典》收载的有小毒品种，规定使用剂量为 3 ~ 10g。

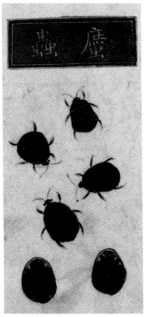

土鳖虫（《补遗雷公炮制便览》）

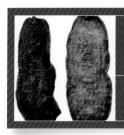

水蛭

Shuizhi
HIRUDO

【来源】

水蛭科动物蚂蟥 *Whitmania pigra* Whitman、水蛭 *Hirudo nipponica* Whitman 或柳叶蚂蟥 *Whitmania acranulata* Whitman 的干燥全体。

【性味功效】

咸、苦，平；破血通经，逐瘀消癥。

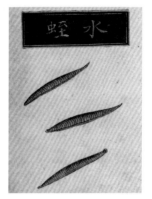

水蛭（《补遗雷公炮制便览》）

【历史沿革】

始载于《神农本草经》，列为下品。《名医别录》：有毒，主堕胎。《本草经疏》：有大毒。《本草从新》：咸寒有毒。《日华子本草》：畏石灰。《本草衍义》：畏盐。《本草品汇精要》：妊娠不可服。

【毒性研究】

水蛭的毒性成分主要是水蛭素，水蛭素是活性很强的特异性凝血酶抑制剂。

水蛭煎剂对雄性小鼠皮下注射的 LD_{50} 为 15.28g/kg。水蛭注射液急性毒性实验表明小鼠的最大耐受量为成人用量的 133 倍，未见毒性作用。水蛭素急性、亚急性的毒性试验表明其对家兔和大白鼠的脑、心、肝、肾等实质脏器未见损害，红细胞和体重也无异常变化。

水蛭素冻干粉 (50AT–U/g) 对小鼠经口 LD_{50}>10.0g/kg；Ames 试验显示在加与不加 S9 混合液的各剂量组回变菌落数与自发回变对照组无明显差别；小鼠骨髓细胞微核子试验和精子畸形试验结果显示各剂量组的微核率和精子畸形率与阴性对照组比较差别无统计学意义，结果提示水蛭素冻干粉属实际无毒级，未见有致突变作用。

观察连续静注重组水蛭素 30 天对恒河猴的长期毒性，结果发现重组水蛭素对猴血液系统有一定的药理毒理作用，主要表现为使高、中、低剂量组猴凝血时间 (CT)、凝血酶时间 (TT)、部分凝血活酶时间 (aPTT) 时间延长，且有量效关系。因此，重组水蛭素对猴药理毒理作用的靶器官为血液系统，其作用均是可逆的。重组水蛭素对猴的安全剂量为 1.0mg/kg；临床使用时应密切注意重组水蛭素对血液系统的影响。

水蛭素冻干粉 (50AT–U/g) 灌胃妊娠 6 ~ 15 天的大鼠，每天 1 次，连续 10 天，于 20 天后解剖孕鼠，结果发现水蛭素冻干粉各个剂量组的孕鼠体质量、窝品质、胎鼠体质量、身长、尾长、活胎率、吸收胎率及死胎率与阴性对照组比较，差异均无统计学意义，亦未见胎鼠外观、内脏和骨骼发育异常及畸形，表明对大鼠无母体毒性、胚胎毒性和致畸性。

每日灌服妊娠 7 ~ 11 天小鼠水蛭煎剂 500mg/kg 或 1000mg/kg，均可使胎鼠体重下降，有明显致畸作用，死胎和吸收胎比例升高，堕胎作用显著。

天然水蛭素凝胶采用改良的 Franz 扩散池进行经皮渗透试验，选择健康 Wistar 大鼠进行急性皮肤毒性试验、单次及多次给药皮肤刺激性试验，健康豚鼠进行皮肤致敏性试验，结果显示试验组的纤维蛋白原凝结时间均有延迟 ($P <$ 0.05)，于 3 小时达最大值 (85.4 ± 1.454)s，而对照组纤维

蛋白原凝结时间则无明显延迟；短期内大剂量使用天然水蛭素凝胶对皮肤无毒性，对 Wistar 大鼠完整皮肤和破损皮肤均无刺激性，对豚鼠完整皮肤无致敏性，表明天然水蛭素可渗透进入完整皮肤组织，其凝胶剂皮肤局部用药对试验动物较为安全。

【使用禁忌】

体弱血虚、孕妇、妇女月经期及有出血倾向者禁服。

【附注】

　　水蛭为 2015 年版《中国药典》收载的有小毒品种，规定烫水蛭使用剂量为 1 ~ 3g。

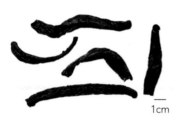

水蛭（来源为柳叶蚂蟥）

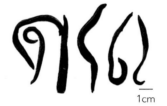

水蛭（来源为水蛭）

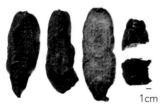

水蛭（来源为蚂蟥）

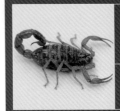

全蝎

Quanxie
SCORPIO

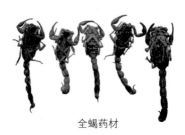

全蝎药材

1cm

【来源】

钳蝎科动物东亚钳蝎 *Buthus martensii* Karsch 的干燥体。

【性味功效】

辛，平；息风镇痉，通络止痛，攻毒散结。

【历史沿革】

始载于《蜀本草》。《开宝本草》：有毒。

【毒性研究】

全蝎的毒性成分主要是蝎毒素，其产生中毒的原因是干扰细胞的离子通道，如 Na^+ 通道、K^+ 通道等。据报道，临床使用凡误服全蝎超过30g者，皆可引起中毒反应，潜伏期 1～4 小时，主要危害是使呼吸麻痹，并对心血管有兴奋作用，重者致死。

全蝎对小鼠灌胃给药的 LD_{50} 大于 10g/kg。全蝎以最大浓度（0.3g/mL）及最大给药体积 (0.8mL/20g) 的水煎液灌胃给药每天 2 次，连续观察 7 天，结果发现全部动物健存，未见任何毒性反应，小鼠对全蝎的耐受量至少为 24g/kg，约相当于成人临床用量的 240 倍。

全蝎胶囊以最大浓度、最大容积给予小鼠灌胃，连续观察 14 天，均未出现动物死亡，无法测出 LD_{50}，最大耐受量 (MTD) 生药 19.2g/kg，按公斤体重折算相当于成人临床用量的 448 倍 (临床用量为生药 3g/d，以 70kg 体重计算)。

蝎毒主要作用为使呼吸麻痹，其最小致死量对兔为 0.07mg/kg，小鼠为 0.5mg/kg，蛙为 0.7mg/kg。小鼠静脉注射和腹腔注射的 LD_{50} 分别为 1.72 ± 0.16mg/kg 和 2.74 ± 0.07mg/kg，急性中毒表现为流涎、竖尾、惊厥、小便失禁，严重者死亡。

未经加热处理的新鲜蝎毒毒汁 100mg/kg 小鼠一次灌胃给药后，动物的精神、躯体运动及摄食等未见异常，亦未发现任何中毒症状，观察 2 周无动物死亡，说明新鲜蝎毒汁小鼠经口最小致死量 (MLD) 大于 100mg/kg。未经加热的新鲜蝎毒汁经腹腔注射后，2 ~ 3 分钟内即出现中毒症状，表现为兴奋不安、尖叫、互相嘶咬、抽搐、四肢强直性痉挛，继而呼吸麻痹，10 分钟左右开始死亡，死亡均出现在 2 小时内，其半数致死量为 6.81mg/kg，未死亡动物 2 小时后逐渐恢复，6 小时后中毒症状基本消失。新鲜蝎毒毒汁随加热时间延长，毒性逐渐减弱。加热 180 分钟后，腹腔注射 100mg/kg，动物仅出现轻度兴奋不安，约 30 分钟后症状即消，未见上述严重的中毒症状。

【使用禁忌】

孕妇禁用。

【附注】

全蝎为 2015 年版《中国药典》收载的有毒品种，规定全蝎使用剂量为 3 ~ 6g。

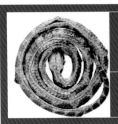

金钱白花蛇

Jinqianbaihuashe
BUNGARUS PARVUS

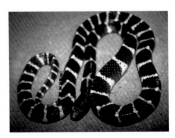

银环蛇

【来源】

眼镜蛇科动物银环蛇 *Bungarus multicinctus* Blyth 的幼蛇干燥体。

【性味功效】

甘、咸，温；祛风、通络、止痉。

【历史沿革】

该蛇古代本草未见收载，现代文献一般认为始载于《饮片新参》，实际上该书作者仅将金钱白花蛇列入附录中简单叙述：色花白，身长细，盘如钱大；治麻风瘫痪疥癞。

【毒性研究】

金钱白花蛇的毒性成分主要是银环蛇毒素，含有 80% ~ 90% 的蛋白质和少量无机盐，其中 α - 银环蛇毒素 (α -BGT) 和 β - 银环蛇毒素 (β -BGT) 是蛇毒素的主要成分。银环蛇毒主要是神经毒素，它能使动物产生弛缓性麻痹和呼吸衰竭，从而导致动物死亡。

银环蛇咬伤的中毒症状，如伤口轻微疼痛、肢体感觉异常（麻木感）、乏力、上眼睑下垂、复视、吞咽困难、出汗、流涎、各种咽反射减弱、四肢瘫痪、呼吸抑制等。一般银环蛇咬伤 2 ~ 8 小时出现呼吸困难，中毒越重，则发生呼吸衰竭越早，自主呼吸恢复亦越慢。

小鼠腹腔注射银环蛇毒液中的心脏毒样蛋白质的 LD_{50} 为 2.5(1.9 ~ 3.2)mg/kg。

【使用禁忌】

尚未明确。

【附注】

金钱白花蛇为 2015 年版《中国药典》收载的有毒品种，规定金钱白花蛇使用剂量为 2 ~ 5g；研粉吞服 1 ~ 1.5 g。

动物药

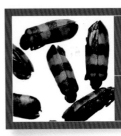

斑蝥

Banmao
MYLABRIS

【来源】

芫青科昆虫南方大斑蝥 *Mylabris phalerata* Pallas 或黄黑小斑蝥 *Mylabris cichorii* Linnaeus 的干燥体。

【性味功效】

辛，热；破血逐瘀，散结消癥，攻毒蚀疮。

【历史沿革】

始载于《神农本草经》，列为下品。《本草经集注》：马刀为使；畏巴豆、丹参、空青；恶肤青。《日华子本草》：恶豆花；入药除翼、足，熟炒用，生即吐泻人。

《本草衍义》：妊身人不可服，为能溃人肉；治淋药多用，极苦人，尤宜斟酌。《本草经疏》：斑蝥，近人肌肉则溃烂，毒可知矣。

【毒性研究】

斑蝥的毒性成分主要是斑蝥素及其衍生物，其毒性程度依次为斑蝥素＞斑蝥酸钠＞去甲基斑蝥素＞羟基斑蝥胺＞甲基斑蝥胺。斑蝥的中毒剂量为 0.6～1g，致死量为 1.5～3.0g。口服斑蝥、斑蝥素可造成消化道炎症，黏膜坏死，损害心、肺、肝、肾等脏器以及神经系统；外用则表现为皮肤红肿充血、糜烂等损害。

斑蝥水煎液小鼠灌胃给药的 LD_{50} 为 0.12g/kg，斑蝥粉剂小鼠灌胃给药的 LD_{50} 为 0.1376g/kg。

斑蝥素对小鼠腹腔注射的 LD_{50} 为1.71mg/kg，小鼠注射斑蝥素7.5～10.0m，连用10天，可致心肌纤维、肝细胞和肾小管上皮细胞混浊肿胀，肺脾淤血或小灶性出血；其对皮肤黏膜及胃肠道均有较强的刺激作用，吸收后由肾脏排泄，可刺激尿道，出现肾炎及膀胱炎症状，甚至导致急性肾功能衰竭，斑蝥素30mg可使人死亡。

斑蝥酸钠口服为 3.8 ± 0.25 mg/kg；羟基斑蝥胺静脉注射为1037mg/kg；甲基斑蝥胺口服为813.7mg/kg，静脉注射为375.7mg/kg；去甲基斑蝥素口服为43.3 mg/kg，腹腔注射为12.4mg/kg，静脉注射为11.8mg/kg。

【使用禁忌】

本品有大毒，内服慎用；孕妇禁用。

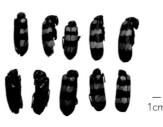

斑蝥（来源为南方大斑蝥）

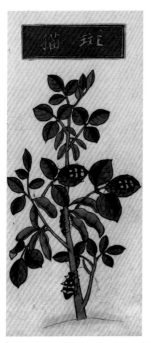

斑猫即斑蝥（《补遗雷公炮制便览》）

【附注】

斑蝥为卫生部规定的毒性药品管理品种，亦是香港地区《中医药条例》附表1规定的毒性中药材。斑蝥为2015年版《中国药典》收载的有毒品种，规定斑蝥使用剂量为0.03～0.06g，炮制后多入丸散用；外用适量，研末或浸酒醋，或制油膏涂敷患处，不宜大面积用。临床斑蝥中毒的原因主要是滥用、误用以及超大剂量服用。

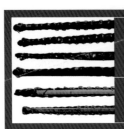

蜈蚣

Wugong
SCOLOPENDRA

【来源】

蜈蚣科动物少棘巨蜈蚣 Scolopendra subspinipes mutilans L.Koch 的干燥体。

【性味功效】

辛，温；息风镇痉，通络止痛，攻毒散结。

【历史沿革】

始载于《神农本草经》，列为下品。《名医别录》：有毒。《本草纲目》：蜈蚣有毒，惟风气暴烈者可以当之。《医学衷中参西录》：性有微毒，走窜力最强。

【毒性研究】

蜈蚣的毒性成分主要是两种类似蜂毒的物质：即组织胺样物质和溶血蛋白质，能引起过敏性休克和心肌麻痹，并可抑制呼吸中枢。蜈蚣咬伤的中毒症状包括：疼痛、烧灼感、痒、红斑、充血、皮下出血、水肿、表皮坏死、脱皮。严重者有头晕、恶心、呕吐，甚至因剧痛而引起心率和呼吸不规则。蜈蚣每次咬人时排毒量很小，故一般不致于死亡。

以蜈蚣干体的细粉悬浮液灌胃给药小鼠，结果蜈蚣的毒性很低，在给小鼠 50g/kg 的剂量（相当于 50kg 人体临床用量 5 条蜈蚣的 7～13 倍）下都无法测出 LD_{50}；同时在小鼠骨髓细胞染色体畸变实验中，长期给药量达 205mg/kg（相当于人体最大用量的 5 倍以上）条件下的致突变率与未给药的突变率接近，表明蜈蚣无遗传毒性。

蜈蚣研粉口服的最大耐受量（MTD）为生药 9.96g/kg，服药后实验动物未有明显行为异常，无动物死亡，此量相当于推荐成人临床用量的 140 倍（按临床生药用量 5g/d，成人体重 70kg 计算）。

小鼠皮下注射蜈蚣干燥全虫水煎提取物，对中枢的作用表现为抑制，并随剂量增大而加重；而蜈蚣粗毒（毒颚分泌液）对小鼠则表现为先兴奋、惊厥而后呼吸麻痹。

【使用禁忌】

孕妇禁用。

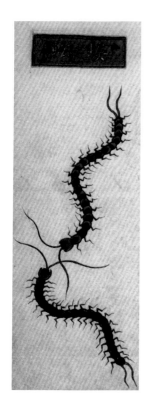

蜈蚣（《补遗雷公炮制便览》）

【附注】

蜈蚣为 2015 年版《中国药典》收载的有毒品种，规定蜈蚣使用剂量为 3 ~ 5g。活体蜈蚣的主要毒素分布在前毒颚中，毒性较大，而药用蜈蚣在加工过程中经过开水烫和干燥过程，使鲜体中所含毒蛋白酶全部失活，故毒性大为降低。服用药材蜈蚣引起不良反应的临床报道包括过敏反应和肝、肾功能损害。

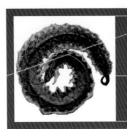

蕲蛇

Qishe

AGKISTRODON

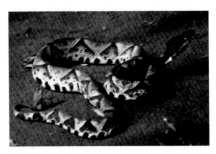

五步蛇

【来源】

蝰科动物五步蛇 *Agkistrodon acutus* (Güenther) 的干燥体。

【性味功效】

甘、咸，温；祛风，通络，止痉。

【历史沿革】

始载于《雷公炮炙论》。《本草图经》：有大毒。《开宝本草》：有毒。

【毒性研究】

蕲蛇的毒性成分主要是出血性毒素。该物质通过破坏血管壁细胞引起血管壁损伤，所含蛋白酶溶解蛋白质，引起血管通透性增加，从而引起红细胞破坏、溶血，导致广泛性出血。误服大量本品可致中毒，中毒潜伏期为 1 ~ 3

小时，中毒后可出现头痛、头昏、血压升高、心慌、心悸；严重者患者血压下降、呼吸困难、昏迷，最后多因呼吸中枢麻痹而死亡。

蛇毒小鼠腹腔注射的 LD_{50} 为 9.580mg/kg，95% 的可信限为 8.314 ~ 11.039mg/kg，中毒症状表现为呼吸困难，活动减弱。

【使用禁忌】

不可与环磷酰胺、氨甲喋呤、美加明、呋喃妥因、麦角新碱、氯噻嗪和保泰松等西药合用，以免导致药源性呼吸困难加重。

【附注】

蕲蛇为 2015 年版《中国药典》收载的有毒品种，规定蕲蛇使用剂量为 3 ~ 9g；研末吞服，一次 1 ~ 1.5g，一日 2 ~ 3 次。蛇头部的毒腺中含有大量的出血性毒素、少量神经性毒素和溶血成分，去除头部后入药可减少毒性。

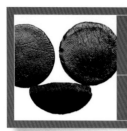

蟾酥

Chansu
BUFONIS VENENUM

【来源】

蟾蜍科动物中华大蟾蜍 *Bufo bufo gargarizans* Cantor 或黑眶蟾蜍 *Bufo melanostictus* Schneider 的干燥分泌物。

【性味功效】

辛，温；解毒，止痛，开窍醒神。

【历史沿革】

始载于《药性论》。《名医别录》：其皮汁甚有毒，犬啮之，口皆肿。《日华子本草》：凉，微毒。《本草蒙筌》：味辛，气凉，微毒。《本草便读》：然服食总宜谨慎，试以少许置肌肤，顿时起泡蚀烂，其性可知；研末时鼻闻之，即嚏不止，故取嚏药中用之。

【毒性研究】

蟾蜍的毒性成分主要是蟾蜍毒素类，为多种强心甾体化合物，主要表现为对心脏的毒性作用。临床不良反应主要表现为头晕头痛、口唇或四肢麻木、嗜睡出汗、膝反射迟钝或消失及惊厥等神经系统症状；胸闷心悸、阵发性房性心动过速、窦性心动过缓伴窦性心律不齐、房室传导阻滞及传导延迟、心房纤颤、轻度发绀、四肢冰冷和血压下降等循环系统症状。

通过 Langendorff 灌流研究蟾酥对豚鼠离体心脏的毒性作用，结果发现蟾酥诱导豚鼠离体心脏出现房室传导阻滞、室速、室颤多种心律失常现象，当给药量累积达 (60 ± 11.5)mg 时致其停跳。

蟾酥 75% 乙醇提取物的 LD_{50} 为 0.6006g/kg，蟾酥的中毒表现主要为上消化道炎症、抽搐、呼吸先停于心脏。

蟾酥各成分对小鼠腹腔注射的 LD_{50} 为：蟾酥 36.24mg/kg、蟾毒灵 2.2mg/kg、华蟾毒配基 4.38mg/kg。腹腔或静脉注射蟾酥注射液，小鼠急性中毒表现为呼吸急促，肌肉痉挛，心律不齐，最后麻痹而死。

【使用禁忌】

孕妇慎用。心脏病患者忌服。不宜与洋地黄类合用，易引起洋地黄中毒。

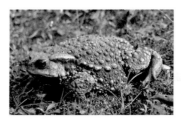

中华大蟾蜍
Bufo bufo gargarizans Cantor

【附注】

　蟾酥为卫生部规定的毒性药品管理品种，亦是香港地区《中医药条例》附表 1 规定的毒性中药材。蟾酥为 2015 年版《中国药典》收载的有毒品种，规定蟾酥粉使用剂量为 0.015 ～ 0.03g，多入丸散用；外用适量。

矿物药

以矿物入药的中药称为矿物类中药。矿物药的毒性来源主要是其所含的重金属与有害元素，按其所含重金属与有害元素发挥药效与否，可大体分为2类：

第1类：矿物药中重金属与有害元素不发挥疗效，如石膏、白矾、赭石、芒硝等，对于这类矿物药，应严格控制其重金属与有害元素含量；

第2类：矿物药中重金属与有害元素发挥疗效，如磁石、自然铜、朱砂、雄黄等，而这类药中的重金属与有害元素具有两重性：一方面它是药物的重要组成部分，发挥着其特有的治疗功效，另一方面在发挥疗效的同时又对人体造成了一定的毒副作用，有必要对其毒性进行深入研究，尤其是阐明重金属与有害元素的形态和价态与其毒性和药效的相关性。

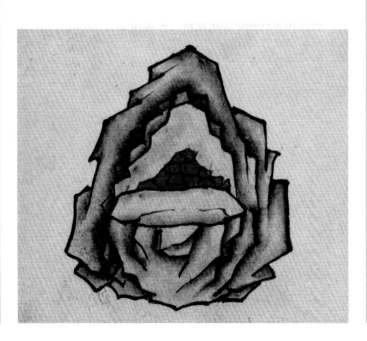

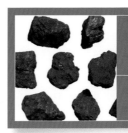

朱砂

Zhusha
CINNABARIS

171

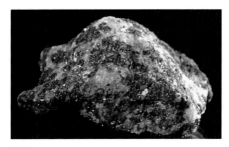

辰砂

【来源】

硫化物类矿物辰砂族辰砂，主含硫化汞（Hgs）。

【性味功效】

甘，微寒；清心镇惊，安神，明目，解毒。

【历史沿革】

始载于《神农本草经》，列为上品。《药性论》：有大毒。《吴普本草》：岐伯：有毒。《本草正》：有大毒。《本草衍义》：炼服，少有不作疾者，亦不减硫黄辈。又一医流服伏火者数粒，一旦大热，数夕而毙。李善胜尝炼朱砂为丹，经岁余，沐浴再入鼎，误遗下一块，其徒丸服之，遂发懵冒，一夕而毙。《本草原始》：入火则热而有毒，能杀人。

【毒性研究】

朱砂的毒性主要来源于所含的游离汞和可溶性汞盐。游离汞可通过胃肠道菌群产生甲基化反应，形成高度吸收的可溶性汞盐甲基汞。毒性成分可溶性汞盐可在肝、肾等主要代谢器官积累，从而造成中毒反应。有部分汞可透过血脑屏障而引起神经系统的毒性。急性中毒可能由于用火直接加热朱砂形成汞蒸气，后经呼吸道吸收或大量朱砂加热煎煮后内服而引起胃肠道吸收大量汞而中毒。急性中毒主要表现为急性胃肠炎和肾脏损害的症状，包括腹痛、恶心、呕吐、腹泻，严重者出现脓血便、少尿、无尿、尿毒症、昏迷、死亡等。长久服用朱砂造成的慢性汞蓄积中毒更为多见，慢性中毒者表现有黏膜损伤（口腔金属味、口腔黏膜溃疡、牙龈炎）、胃肠炎（呕吐血样物、腹痛、腹泻）、神经损害（视物模糊、精神紊乱等）、肾功能损害（少尿、无尿、肾功能衰竭）等。

小鼠静脉注射朱砂煎剂 LD_{50} 为 12g/kg，动物中毒表现为少动、反应迟钝、肾缺血、肝脏肿大等。朱砂连续灌胃给药大鼠 12 周，发现长期过量使用朱砂可引起肝脏汞蓄积，造成肝脏损伤。

朱砂在 HgS 为 98%、可溶性汞为 21.5μg/g 情况下，给小鼠单次灌胃给药最大耐受量达到 24g/kg（等于摄入可溶性汞 516μg/kg），约相当于人日用量 3000 倍，未见明显毒性反应。朱砂超过一定剂量用药达到 1 个月以上，肾脏和肝脏均可见与朱砂毒性有关的病理改变，其中肾脏对朱砂更为敏感。大鼠灌胃朱砂 1 个月和 3 个月的无明显毒性剂量分别为 0.1g/(kg·d)、0.05g/(kg·d)（累积摄入可溶性汞 64.5μg/kg、96.76μg/kg）。按照安全体系系数为60，计算出人服用朱砂的日允许摄入量（acceptable daily intake，ADI）约为 0.0009 ~ 0.0017g/(kg·d)，相当于60kg 人日用剂量为 0.05 ~ 0.1g。

在妊娠毒性实验中，0.08g/(kg·d)，0.4g/(kg·d)，4.0g/(kg·d)（相当于临床用量的 1、5、50 倍）于小鼠孕 6 ~ 19 天灌胃给药，孕鼠和胚胎均未见明显毒性。但在雌鼠交配前 2 周开始朱砂灌胃至孕期结束，各剂量均造成一定数量的胚胎畸形，说明妊娠前及妊娠早期对朱砂更敏感。

【使用禁忌】

本品有毒，不宜大量服用，也不宜少量久服；孕妇及肝肾功能不全者禁用。不能与含溴、氯、碘离子的药物或食物如三溴合剂、昆布、海藻等一同使用。

【附注】

朱砂是香港地区《中医药条例》附表 1 规定的毒性中药材。朱砂为 2015 年版《中国药典》收载的有毒品种，规定朱砂使用剂量为 0.1 ~ 0.5g，多入丸散服，不宜入煎剂。外用适量。有研究建议反复使用朱砂时，在可溶性汞含量 ≤ 21 μg/g 的条件下，朱砂的用药剂量不宜超过 0.05 ~ 0.1g，用药时间不宜超过 2 周。避免用铝器盛装、煎煮或研磨朱砂，因朱砂可与铝发生化学反应，生成汞铝剂，从而引起中毒反应。朱砂不宜煎煮，因加热会增加游离汞和可溶性汞含量，从而增加毒性。朱砂应用水飞法炮制，减少可溶性汞和游离汞含量，禁用火煅。

矿物药

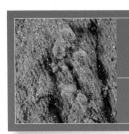

红粉

Hongfen

HYDRARGYRI OXYDUM RUBRUM

【来源】

红氧化汞（HgO）。

【性味功效】

辛，热；拔毒，除脓，去腐，生肌。

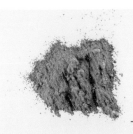

1 cm

【历史沿革】

《疮疡外用本草》：有大毒。《疡科纲要》：如多用之则痛矣。

【毒性研究】

红粉的毒性主要来源于所含的汞化物。

小鼠静脉注射氧化汞 LD$_{50}$ 为 7.6mg/kg，口服 LD$_{50}$ 为 37mg/kg。红粉混悬液小鼠灌胃 LD$_{50}$ 为 120.98 ± 1.71mg/kg。氧化汞成人中毒剂量为 0.5 ~ 0.8g，致死量为 1 ~ 15g。

长期毒性研究显示，局部皮肤创口给药，伤口可吸收红粉中的汞化物。内脏组织的含汞量随给药剂量的增加而递增，以肾脏含汞量最高，其次为肝、血、脑。此毒性有蓄积性，但属轻度蓄积，病检发现慢性中毒动物心、肝、肾、脑等脏器组织有不同程度的淤血、细胞肿胀、坏死等病理改变。

【使用禁忌】

只可外用，不可内服；外用亦不宜久用；外用时，近口近目处、乳头、脐中不可用；孕妇禁用。

【附注】

红粉为卫生部规定的毒性药品管理品种，亦是香港地区《中医药条例》附表1规定的毒性中药材。红粉为2015年版《中国药典》收载的有大毒品种，规定红粉外用适量，研极细粉单用或与其他药味配成散剂或制成药捻。红粉主要用水银和硝酸为原料制成。

矿物药

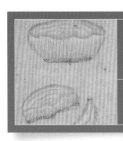

硫黄

Liuhuang
SULFUR

【来源】

自然元素类矿物硫族自然硫，采挖后，加热熔化，除去杂质；或用含硫矿物经加工制得。

【性味功效】

酸，温；外用解毒杀虫疗疮；内服补火助阳通便。

【历史沿革】

始载于《神农本草经》，列为中品。《千金翼方》：有毒。《药性论》：有大毒。《握灵本草》：但炼制久服则偏胜为害，多发背疽。《本经逢原》：但久服伤阴，大肠受伤，多致便血。

【毒性研究】

硫黄的毒性主要来源于所含的硫化氢、三氧化二砷以及游离砷。硫黄经口服可被代谢为无毒的硫化物、硫酸盐等排出体外，未被氧化的硫化氢对人体能产生毒性作用。硫化氢可作用于黏膜表面的钠离子，在酸性作用下，对黏膜具有强烈刺激作用。硫化氢被吸收入血后，使血红蛋白硫化，引起组织缺氧，导致中枢麻痹而死亡。同时硫黄矿物中含有的少量三氧化二砷和游离砷亦对人体产生毒性作用。

硫黄内服中毒量为 10～20g。硫黄给小鼠灌胃的 LD_{50} 约为 20g/kg。

【使用禁忌】

孕妇慎用。不宜与芒硝、玄明粉同用。不宜过量服用或久服。

【附注】

硫黄为 2015 年版《中国药典》收载的有毒品种，规定硫黄外用适量，研末油调涂敷患处；内服 1.5 ~ 3g，炮制后入丸散服。

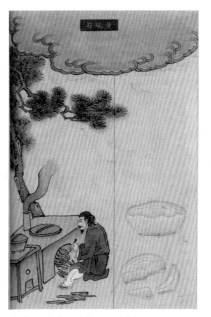

硫磺（《补遗雷公炮制便览》）

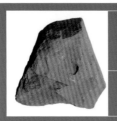

雄黄

Xionghuang
REALGAR

【来源】

硫化物类矿物雄黄族雄黄，主含二硫化二砷 (As_2S_2)。

【性味功效】

辛，温；解毒杀虫，燥湿祛痰，截疟。

【历史沿革】

始载于《神农本草经》，列为中品。《政和本草》：有毒。《本草纲目》：有毒……五毒药。《本草汇》：大毒。

【毒性研究】

雄黄的毒性主要来源于所含的少量三氧化二砷 (As_2O_3) 以及五氧化二砷 (As_2O_5)。砷的毒性与其化学形态有关，毒性大小为：游离砷 $>As^{3+}>As^{5+}$。毒性机理主要是所含的砷化物易与组织细胞内酶系中巯基结合，抑制酶的活性，引起细胞代谢障碍，形成对中枢、心血管、胃肠等系统的毒性。

小鼠口服雄黄煎剂的 LD_{50} 为 3.207g/kg，中毒表现为灌胃后立即死亡，肝肺充血。

【使用禁忌】

内服宜慎；不可久用；孕妇禁用。不宜与亚铁盐、亚硫酸盐同服。不宜与链霉素、新霉素合用。

【附注】

　　雄黄为卫生部规定的毒性药品管理品种，亦是香港地区《中医药条例》附表1规定的毒性中药材。雄黄为2015年版《中国药典》收载的有毒品种，规定雄黄0.05 ~ 0.1g，入丸散用。外用适量，熏涂患处。"雄黄见火毒如砒"，雄黄如在空气中受热，当温度上升到180℃以上，至200 ~ 250℃时，As_2S_2大量转化生成As_2O_3，即砒霜，导致毒性增加。

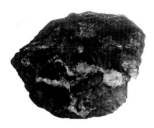

雄黄

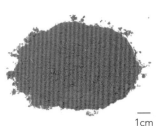

——
1cm

雄黄粉

矿物药

179

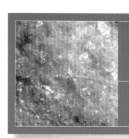

轻粉

Qingfen
CALOMELAS

【来源】

氯化亚汞（Hg_2Cl_2）。

【性味功效】

辛，寒；外用杀虫，攻毒，敛疮；内服祛痰消积，逐水通便。

【历史沿革】

始载于《本草拾遗》。《本草纲目》：有毒……若服之过剂，或不得法，则毒气被蒸，窜入经络筋骨，莫之能出矣。《本草汇》：大毒。《本草正》：有大毒……引陈文中：轻粉下痰而损心气，小儿不可轻用，伤脾败阳，必变他证，初生者尤宜慎之。《本草分经》：燥毒……然毒入经络、筋骨、血液，耗亡多成痼疾。

【毒性研究】

轻粉的毒性主要来源于所含的少量游离汞以及可溶性汞盐，如氯化汞。

小鼠灌胃阿拉伯胶制成轻粉混悬液，其 LD_{50} 为 410mg/kg，大鼠则为 1740mg/kg。中毒后小鼠的心、肝、肾皆有不同程度的病变，肾小管上皮细胞最显著，有细胞肿胀、脂变、坏死等，卵巢中部分较大滤泡破碎，且有白细胞浸润。

轻粉口服西黄芪胶混悬液对小鼠的 LD_{50} 为 2.068g/kg，多在给药后 2 小时死亡，中毒表现为全身瘫痪。不同剂量的轻粉（0.66g/kg、0.99g/kg、1.5g/kg）给家兔灌胃，在 72 小时内全部死亡，尸检可见内脏器官不同程度淤血。

【使用禁忌】

使用不可过量；内服慎用；孕妇禁服。畏砒霜。

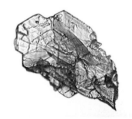

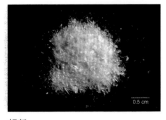

轻粉

【附注】

　　轻粉为卫生部规定的毒性药品管理品种，亦是香港《中医药条例》附表 1 规定的毒性中药材。轻粉为 2015 年版《中国药典》收载的有毒品种，规定轻粉外用适量，研末掺敷患处。内服每次 0.1 ~ 0.2g，一日 1 ~ 2 次，多入丸剂或装胶囊服，服后漱口。轻粉与水共煮，则分解为氯化汞和金属汞，后二者均有剧毒；轻粉曝光，其颜色逐渐变深，亦会引起同样的变化而具剧毒。

药材拉丁名索引

药材拉丁名索引

183

药材拉丁名索引

药材拉丁名索引

药材拼音索引

药材拼音索引

191

主要参考文献

1. 国家药典委员会.中华人民共和国药典: 2015版.北京: 中国医药科技出版社，2015

2. 国家中医药管理局《中华本草》编委会.中华本草.上海：上海科学技术出版社，1999

3. 张伯礼，翁维良.中药不良反应与合理用药.北京：清华大学出版社，2007

4. 冯奕斌.基础与临床中药毒理学.香港：商务印书馆（香港）有限公司，2009

5. 徐国钧，陈金泉.香港常用有毒中药图鉴.香港：商务印书馆（香港）有限公司，1994

6. 中国文化研究会.中华本草全书.北京：华夏出版社，1999

7. 郑怀林.本草古籍有毒药物考.北京：人民卫生出版社，2007

8. 夏丽英.现代中药毒理学.天津：天津科技翻译出版公司，2005

9. 孙文燕，侯秀娟，王斌，等.中药毒性分级概况与研究思路探讨.中国中药杂志，2012，37（15）：2199-2201

10. 夏东胜.中药毒性历史溯源与现代认识的比较与思考.中草药，2011，42（2）：209-213

11. 祁乃喜，刘玉梅，何翠翠，等.中药毒性的代谢组学研究（Ⅱ）：吡咯里西啶类生物碱的肝肾毒性.南京中医药大学学报，2012，28（5）：448-451

12. 赵军宁，杨明，陈易新，等.中药毒性理论在我国的形成与创新发展.中国中药杂志，2010，35（7）：922-927

13. 吴嘉瑞，张冰，常章富.中药药性理论中"有毒无毒"涵义辨析及其研究思路探讨.中国中药杂志，2009，34（4）：480-482

14. 关建红，翁维良.对中药"毒性"与毒性分级的思考.中国中药杂志，2008，33（4）：485-487

15. 赵军宁，叶祖光.传统中药毒性分级理论的科学内涵与《中国药典》（一部）标注修订建议.中国中药杂志，2012，37（15）：2193-2198

16. 刘欣，金锐，崔一然，等.常用465味中药材、饮片不良反应/事件文献分析.中国药物警戒，2011，8（12）：731-734

17. 李娇娇，张志杰，王祝举，等.近60年中药毒副作用及不良反应文献分析.中国实验方剂学杂志，2010，16（15）：213-221

18. 韩佳寅，梁爱华，高双荣.含吡咯里西啶生物碱植物的特殊毒性及致毒机制研究进展.中国中药杂志，2011，36（10）：1397-1401

19. 高江国，王长虹，李岩，等.吡咯里西啶生物碱的药理作用、毒性及药（毒）物代谢动力学研究进展.中国中药杂志，2009，34（5）：506-511

20. 张力，杨晓晖，邓媛瑗.何首乌及其制剂国外安全性资讯的评价与思考.中国中药杂志，2009，34（18）：2414-2418

21. 张智，闪增郁，向丽华，等.15 味有毒中药小鼠半数致死量的实验研究.中国中医基础医学杂志，2005，11（6）：435-436

22. 向丽华，陈燕萍，张智，等.24 味有毒中药长期毒性实验对大鼠脏器指数的影响.中国中医基础医学杂志，2006，12（1）：35-36，52

23. 蒋一帆，高建超，田春华，等.165 例洋金花中毒不良事件的文献分析.中国药物警戒，2016，13（4）：233-239

24. 孙蓉，杨倩，张作平，等.鸦胆子不同组分对小鼠急性毒性的比较研究.中国药物警戒，2010，7（2）：73-77

25. 孙蓉，杨倩.基于功效和物质基础的鸦胆子毒性研究进展.中国药物警戒，2010，7（3）：159-161

26. 宋海波，任经天，杨乐，等.马兜铃酸毒性研究进展及风险因素分析.中国中药杂志，2014，39（12）：2246-2250

27. 贾旋旋，李文，李俊松，等.马钱子的毒性研究进展.中国中药杂志，2009，34（18）：2396-2399

28. Talasaz AH, Abbasi MR, Abkhiz S, Dashti-Khavidaki S. Tribulus terrestris-induced severe nephrotoxicity in a young healthy male. Nephrol Dial Transplant, 2010, 25(11): 3792-3793

29. Abudayyak M, Jannuzzi AT, Ö zhan G, Alpertunga B. Investigation on the toxic potential of Tribulus terrestris in vitro. Pharmaceutical Biology, 2015,53(4): 469-476

30. Ryan M, Lazar I, Nadasdy GM, Nadasdy T, Satoskar AA. Acute kidney injury and hyperbilirubinemia in a young male after ingestion of Tribulus terrestris. Clinical Nephrology, 2015, 83(3): 177-183

主要参考文献

195